第3辑

中西医结合慢性病
防治指导与自我管理丛书

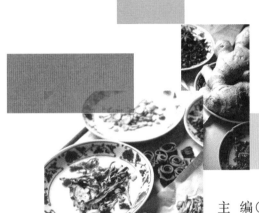

主 编⊙陈小宁

慢性咽炎

U0388850

人民卫生出版社

图书在版编目（CIP）数据

慢性咽炎 / 陈小宁主编. —北京：人民卫生出版社，2018
（中西医结合慢性病防治指导与自我管理丛书）
ISBN 978-7-117-25995-8

Ⅰ. ①慢…　Ⅱ. ①陈…　Ⅲ. ①慢性病－咽炎－防治
Ⅳ. ①R766.14

中国版本图书馆 CIP 数据核字（2018）第 020701 号

人卫智网	www.ipmph.com	医学教育、学术、考试、健康，购书智慧智能综合服务平台
人卫官网	www.pmph.com	人卫官方资讯发布平台

慢性咽炎

主　　编：陈小宁
出版发行：人民卫生出版社（中继线 010-59780011）
地　　址：北京市朝阳区潘家园南里 19 号
邮　　编：100021
E - mail: pmph @ pmph.com
购书热线：010-59787592　010-59787584　010-65264830
印　　刷：三河市博文印刷有限公司
经　　销：新华书店
开　　本：787×1092　1/32　印张：3　插页：1
字　　数：49 千字
版　　次：2018 年 5 月第 1 版　2019 年 3 月第 1 版第 2 次印刷
标准书号：ISBN 978-7-117-25995-8/R・25996
定　　价：22.00 元

打击盗版举报电话：010-59787491　E-mail：WQ @ pmph.com
（凡属印装质量问题请与本社市场营销中心联系退换）

慢性咽炎

主　编　陈小宁

副主编　赵晶晶　陈　莹

编　委　袁　媛　陆亚文　陈　敏

前言

慢性咽炎是耳鼻咽喉科临床常见病，因身体素质、环境、饮食、生活习惯等因素，使得发病率越来越高，影响人们的正常生活与工作，给患者的心理造成了一定的压力。

本书以科普形式，对慢性咽炎的发病原因、中西医常规治疗方法、饮食保健、药食宜忌、名医经验、就医指南做了较全面的介绍。对书中存在的缺点和不足，欢迎各界同仁批评指正。

编　者
2017年5月

目录

一、基础知识导航

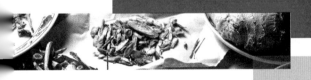

（一）什么是慢性咽炎？

慢性咽炎是指咽部黏膜、黏膜下及淋巴组织的慢性炎症，为上呼吸道慢性炎症的一部分。此病多发生于成年人，常伴有其他上呼吸道疾病，视其病变情况，可分为单纯性、增生性、干燥性和萎缩性四种类型。慢性咽炎的发病原因很多，如急性咽炎反复发作和邻近器官疾病（慢性扁桃体炎、牙龈炎、慢性鼻炎、慢性鼻窦炎等）都可引起，许多全身性疾病对慢性咽炎也有影响。外因气候寒冷干燥，工作环境中的空气被粉尘、化学气体污染，烟酒和辛辣饮食长期刺激，以及由于职业因素而用嗓过多的人都易患慢性咽炎。此外，长期生活不规律、疲劳、精神紧张，可使身体抵抗力下降，细菌和病毒容易反复感染，也会引起慢性咽炎。

（二）慢性咽炎有什么临床症状？

慢性咽炎是黏膜慢性炎症，以咽部不适为主要表现，其中包括咽干、有痰阻感或异物感、轻度疼痛或灼热、咽痒干咳，或伴有胸闷、颈部牵掣感、咽反射敏感等症状。慢性单纯性咽炎和慢性肥厚性咽炎咽部黏膜充血、呈暗红色，在咽后壁可见分散突起的小颗粒或成片如串珠状，其周围有扩张的血管网，表面有时附有黏液或脓性分泌物等为主要临床表现。慢性干燥性咽炎或萎缩性咽炎则见咽部黏膜干燥或萎缩。慢性咽炎患者，因咽部分泌物增多，故常有清嗓动作，吐白色痰液。咽部敏感者，易引起恶心、特别是晨起刷牙时尤为明显。

（三）慢性咽炎发病情况知多少？

慢性咽炎是一种常见的疾病，发病率极高。从耳鼻咽喉科门诊情况推测，发病率可高达30%以上。这是因为咽部是呼吸道和消化道的第一道防线，许多免疫细胞"驻扎"于此，担负抵御外部细菌入侵的任务。这里还是炎性细胞和淋巴组织的聚集地，感觉神经末梢也很丰富，因此特别敏感，稍微接触外部的刺激都会产生反应，各种不利因素如温度变化、空气质量、讲话过多、饮食刺激、烟酒过多、感受外邪都会导致发病。

（四）慢性咽炎的有关发病原因有哪些？

慢性咽炎的发病原因比较复杂，它由多种因素长期相互作用而致病，这些因素包括：感染、物理化学性刺激、气候因素、不良生活习惯、过敏及免疫功能降低等。

1. 大气污染

化学气体如氯、一氧化氮、二氧化硫等烟雾，对咽部黏膜有刺激作用。空气中的烟尘或二氧化硫含量过高时，慢性咽炎的发作就显著增多。其他粉尘如二氧化硅、烟雾、棉屑等也刺激咽部黏膜，沙尘、雾霾、汽车尾气浓度过高、空气中的植物花絮、毛絮等，均可引起咽部黏膜水肿、淋巴滤泡增生、肿胀，诱发或加重慢性咽炎。

2. 感染

上呼吸道感染是慢性咽炎发病和加剧的另一个重要因素。据国内外研究，肺炎链球菌、流感嗜血杆菌等可能为慢性咽炎急性发作的最主要病原菌。鼻病毒、乙型流感病毒、副流感病毒、黏液病毒、腺病毒、呼吸道合胞病毒等感染，亦与慢性咽炎急性发作和加重有着直接关系。

3. 吸烟

现今公认吸烟为慢性咽炎最主要的发病因素，吸烟能刺激上呼吸道及咽部黏膜，降低局部抵抗力，使咽部黏膜充血、水肿，淋巴滤泡增生，而产生或加重咽部的不适感。

4. 邻近部位的疾病影响

患有慢性鼻炎、鼻窦炎、腺样体肥大等，由于长期鼻塞，张口呼吸，或鼻涕倒流刺激咽部，或患有慢性扁桃体炎、牙周炎、龋齿等，均可引起慢性咽炎。

少数颈椎病也会引起慢性咽炎，颈椎骨质增生后，压迫神经，也可能直接或间接刺激咽部而引起发炎症状。

5. 全身因素

许多慢性病可导致慢性咽炎，如贫血、心血管病、消化道疾病、慢性支气管炎、支气管哮喘、便秘、内分泌紊乱、糖尿病、免疫功能低下、维生素缺乏等，此类人群发病明显高于正常人群。经常食管反流，倒灌进咽部的胃酸也会导致慢性咽炎。

6. 过敏因素

过敏因素与慢性咽炎的发病有一定关系，有些患过敏性疾病的患者，对外界的致敏刺激尤为敏感，如对一些特殊气味、物质、甚至温度的变化都十分敏感，而出现咽痒、咳嗽等症状。尤其是患有过敏性鼻炎或过敏性鼻炎伴哮喘的患者，多伴有慢性咽炎。

7. 职业因素

讲话或用嗓过多，如教师、播音员、营业员、推销员等，慢性咽炎的发病率较高。

（五）哪些人容易得慢性咽炎？

1. 吸烟、饮酒及嗜食辛辣刺激者

吸烟为慢性咽炎最主要的发病因素，吸烟者

比不吸烟的人更容易患慢性咽炎。也有许多学者认为，二手烟的危害对慢性咽炎的发病也有重要的影响。饮酒特别是饮用高度酒对咽部黏膜刺激大。喜欢辛辣刺激饮食，如麻辣火锅、酸菜鱼等，或喜食煎炸炒货，如油炸鱼、油炸虾、油条、烤鱼、烤肉、咸菜、腌菜、榨菜、熏鱼、熏肉以及炒花生、炒瓜子等，均可诱发或加重慢性咽炎。

2. 经常发生上呼吸道感染者

抵抗力较差，经常患有感冒、鼻炎、鼻窦炎、扁桃体炎、急慢性支气管炎等，呼吸道黏膜的炎症刺激，如病毒性、细菌性感冒、鼻腔分泌物倒流、邻近部位（扁桃体、牙或牙龈）或支气管炎的逆行感染，常容易患慢性咽炎。

3. 大气污染地区

化学气体如氯、一氧化氮、二氧化硫等，粉尘、沙尘、雾霾对咽部黏膜有刺激和毒性作用，在一些化工厂、建筑工地周围，空气污染地区的发病率高。

4. 体质与过敏因素

特殊体质尤其是容易过敏者，容易发生慢性咽炎。

5. 特殊人群

从事室外工作，长期处于高温、干燥、粉尘、烟雾环境的人员，讲话过多人员，如教师、营业员等。

（六）慢性咽炎与哪些疾病有关？

1. 鼻部及鼻咽部疾病

急慢性鼻炎、鼻窦炎、过敏性鼻炎、干燥性鼻炎、萎缩性鼻炎、腺样体肥大等。鼻炎、鼻窦炎的主要症状是鼻塞、鼻道有分泌物，鼻塞可引起张口呼吸，使外界的干燥、寒冷的空气不经过鼻腔的加温、加湿而直接刺激咽部，鼻腔的分泌物（鼻涕）不断从鼻腔后方向下流至咽部，即所谓鼻后滴漏综合征，刺激咽部黏膜，导致慢性咽炎，腺样体肥大亦可引起鼻部后方阻塞不通，呼吸不畅或张口呼吸。干燥、萎缩性鼻炎则可导致干燥性咽炎和萎缩性咽炎。

2. 口咽部疾病

扁桃体疾病（急慢性扁桃体炎、扁桃体周围炎、扁桃体周围脓肿）、口腔炎、牙周炎、龋齿等。扁桃体是咽部最大的淋巴组织，它的炎性病变自然会影响到咽部的淋巴组织，所谓"城门失火，殃及池鱼"，特别是慢性扁桃体炎，扁桃体隐窝内经常有黄白色的分泌物排出，刺激咽后壁淋巴组织，口腔炎、牙周炎、龋齿也有炎性分泌物不断刺激咽部，导致慢性咽炎反复发作。

3. 胃食管反流性疾病

食管炎、胃炎、胃溃疡等疾病。正常生理状态下，食管括约肌、横膈膜、食管体部的蠕动、上食管括约肌和上食管反射协调完成抵抗胃酸反流。静息时食管括约肌为高压区，吞咽时松弛使食物进入胃内，吞咽后又保持高压，以防止胃内容物反流入食管。上食管括约肌是由咽缩肌，即下咽部括约肌的一部分构成的。与食管括约肌相同，吞咽时松弛以利食物通过，吞咽后保持关闭以防止反流。上食管区域的防御反射例如不自主吞咽，声门关闭反射，以及咳嗽反射也都能帮助抵抗胃液反流。与吞咽动作伴随的食管蠕动可以帮助清除胃酸-胃蛋白酶的接触。某些食物如巧克力、烟草、薄荷、高脂食物以及酒类会降低括约肌固有张力而增加反流的可能性。食管蠕动障碍会导致或加重胃食管反流。随着年龄的增长，咽缩肌的静息压自发性下降，睡眠时也同样会出现这种情况。食管炎、胃炎、胃溃疡等疾病可导致胃酸过多，并由于各种原因使胃内容物反流入食管。大量反流可引起以反酸、烧心、吞咽困难等症状为特征的胃食管反流性疾病。由于缺少针对于胃酸、胃蛋白酶的抗反流机制，导致与胃酸接触的黏膜表面损伤。

4．其他

如贫血、心血管病、慢性支气管炎、支气管哮喘、便秘、内分泌紊乱、免疫功能低下及维生素缺乏等。

（七）慢性咽炎有哪些类型及症状？

慢性咽炎临床上可分为单纯性、肥厚性、萎缩性与干燥性咽炎。

慢性单纯性咽炎以咽部干燥、咽痒、微痛及痰阻感为主，不耐多言，清嗓频频，饮水得缓。局部可见咽黏膜弥漫性充血，小血管扩张，色淡红或暗红，咽后壁有散在的淋巴滤泡，常有少许黏稠分泌物附着于黏膜表面。

慢性肥厚性咽炎以咽部异物感为主，咯痰不爽，局部见咽黏膜充血肥厚，咽后壁淋巴滤泡增生明显，可融合成团或成片，咽侧索亦充血肥厚。

慢性干燥性咽炎和萎缩性咽炎均以咽干为主要症状，常伴有刺激性干咳，恶心，甚至咳痰带血，有时可咳出带腥臭味的痂皮，常伴有或继发于萎缩性鼻炎。局部可见咽黏膜干燥无津，萎缩变薄，反光发亮，咽腔宽大，咽后壁颈椎椎体轮廓清楚，常附有黏稠的分泌物或淡黄色痂皮。

（八）慢性咽炎的病理表现有哪些？

1. 慢性单纯性咽炎

咽黏膜充血，黏膜下结缔组织及淋巴组织增生，血管周围淋巴细胞浸润，腺体肥大，黏液分泌增多。

2. 慢性肥厚性咽炎

咽黏膜充血肥厚，黏膜下有广泛的结缔组织及淋巴组织增生，形成咽后壁颗粒状隆起的淋巴滤泡。如咽侧索淋巴组织增生肥厚，则呈条索状隆起。

3. 萎缩性咽炎与干燥性咽炎

主要病理变化为腺体分泌减少，黏膜萎缩变薄。初期黏液腺分泌减少，分泌物黏稠，黏膜干燥；继因黏膜下层慢性炎症，逐渐发生机化和萎缩，压迫黏液腺与血管，使腺体分泌减少，黏膜营养障碍，致黏膜萎缩变薄，咽后壁上可有干痂附着，或有异味。

（九）慢性咽炎需要和哪些疾病相鉴别？

1. 慢性扁桃体炎

慢性咽炎和慢性扁桃体炎均有咽部不适、咽干、咽痒、异物感、刺激性咳嗽、口臭等症状。但慢性咽炎的病变部位在咽后壁，主要表现为咽部黏膜充血、淋巴滤泡增生、侧索肥厚或咽部黏膜干燥萎缩；慢性扁桃体炎的病变部位在腭扁桃体组织，主要表现腭扁桃体和腭舌弓慢性充血、隐窝口可见黄白色脓点，挤压时可见干酪样物渗出。青少年多表现为肥大，成人则可表现为缩小，但有瘢痕形成，表面凹凸不平，常与腭舌弓及腭咽弓粘连。如扁桃体过度肥大，常可出现呼吸不畅，出现打鼾、言语含混不清、吞咽不利等症状。临床上慢性扁桃体炎常兼有慢性咽炎。

2. 咽异感症

多见于中年女性。咽部感觉异常，如堵塞感、烧灼感、痒感、紧迫感、黏着感，患者常能指出存在咽部异物感的部位，空咽时明显，而进食时症状减轻或消失，一般无疼痛。症状随情绪起伏而波动，异常感觉也可以随时改变。咽部检查多无明显异常发现。病程较长者，常伴有焦虑、急躁和紧张等精神症状，其中以恐癌症较多见。据说是有患者在吃梅子的时候不小心将梅核误吞，总感觉有梅核卡在咽喉部，中医认为是气机不舒（疏）所致，故称梅核气。

3. 茎突综合征

茎突综合征是由于茎突过长或向内过度弯曲，造成与周围血管、神经、肌肉组织相接触而造成的颈部异物感，常突出表现在一侧颈部不适，有异物感及牵拉感，可涉及同侧耳后、锁骨及肩部，或在低头或转颈时明显。有时由于扁桃体手术后，茎突尖部受瘢痕牵扯而引起症状。

4. 咽角化症

咽部淋巴组织上皮过度角化称为角化症。腭扁桃体是角化症的好发部位，咽后壁、咽侧索、舌扁桃体也可发生。咽角化症好发于青壮年，其发病原因尚不清楚。有人认为与真菌的寄生有关，也有人认为是局部慢性炎症导致上皮高度增生及表皮角化引起，还有人认为是全身疾病引起上皮组织营养不良而导致表皮角化。其主要表现是扁桃体、咽后壁、侧索或舌扁桃体表面有白色角化物突出，周围组织无炎性反应，角化不易除去，强行清除会遗留一出血面。

（十）慢性咽炎有何危害？

慢性咽炎虽然不会导致全身严重的并发症，也不会危及生命，但长期的咽部不适如咽干、咽痛、咽痒咳嗽、清嗓频频、咯痰或异物感等会影响人们正常的工作、生活，并常引起人们的心理负担。特别是在较重患者，可能会发生全身性症状，如失眠、食欲减退、精神抑郁和（或）焦虑等。

二、个人调理攻略

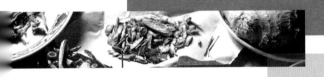

（一）坚持锻炼，增强体质

经常进行体育锻炼，提高身体素质，即提高自身的抵抗力，防止感冒，防止因上呼吸道感染而诱发慢性咽炎。户外空气新鲜，刺激性的飘浮物少，负离子含量高，户外活动可使体内气体与新鲜的外界空气进行充分的交换，从而减少对咽和呼吸道的不良刺激，可以减轻慢性咽炎的症状。

慢性咽炎患者应根据个人情况拟定适当的运动调养方案：根据自己的体能，可选用一些传统的健身功法，如太极拳、太极剑、八段锦等。还可以选择登山、慢跑、步行等运动方式，以适合自己身体状况的速度进行，配合呼吸锻炼。运动地点不宜在风大、烟雾、寒凉、潮湿之地，避免受到邪气侵

提示：有害气体和毒物如二氧化硫、一氧化碳、粉尘等会使病情加重。家庭中的煤炉散发的煤气能诱发咽炎，厨房居室应注意通风或装置排油烟机，以保持室内空气新鲜。寄生虫、花粉、真菌、动物毛屑等能引起咽部的特异性过敏反应，应保持室内外环境的清洁卫生，及时清除污物，消灭过敏原。

袭。若体力允许，可选择公园、城市绿道、野外等户外空气好的地方。灰霾、大雾等空气污浊之时不适宜户外锻炼，避免对呼吸道的不良刺激。运动锻炼要持之以恒，决不可半途而废。应坚持每天锻炼，并达到一定的强度，三天打鱼，两天晒网，是不可能达到锻炼效果的。

（二）饮食调养，气阴双补

慢性咽炎的病因病机主要是气阴不足，咽喉失于滋养所致，所以可以在日常的烹饪中使用一些补气、养阴、化痰、利咽的食物，作为保健饮食，气虚者可以用黄芪、党参、白术、山药；阴虚者可以用百合、银耳；痰多者陈皮、橘络、贝母、薏仁米煲汤等。下面介绍一些常见食疗方。

> 提示：慢性咽炎患者宜食具有滋阴生津作用的食物，如百合、橄榄、生梨等；多吃有清润作用的食物，如萝卜汤等；禁食香燥辛辣食物，如茴香、五香粉、火锅调料、芥末、辣椒等；忌饮烈酒，不宜多食生冷食物。

1. 白萝卜汤

【配方】白萝卜1个（500克左右），生姜4片，陈皮10克。

【制法】加清水300毫升，煎煮30分钟后，去渣留液，再加入水250毫升煎煮15分钟，摇匀后分别装在两个碗中，备用。

【服法】每天饮用2次，每次1碗，早晚各1次。

【功效】顺气解郁。

【适用人群】适用于慢性咽炎胸闷、痰多以及痰黏难以咳出者。

2. 百合粳米粥

【配方】百合30克，百部30克，麦冬15克，川贝母10克，粳米100克，冰糖或白糖适量。

【制法】将前四味药煎煮半小时，取汁与粳米在文火上熬粥，粥成调入适量冰糖或白糖。

【服法】1次顿服。

【功效】养阴清肺。

【适用人群】适用于慢性咽炎咽干、痰黏难以咳出者。

3. 麦门冬粥

【配方】麦门冬10克，大枣2枚，大米50克，冰糖适量。

【制法】将麦门冬用温水浸泡片刻，与大枣、大米同入锅内，加水如常法煮粥，至麦门冬烂熟，米化粥稠后，加适量冰糖。

【服法】每日2次，温热服食。

【功效】养阴润肺。

【适用人群】适用于慢性咽炎肺阴不足，咽干咽痛，口渴心烦，干咳痰少，心烦不眠者。

4. 百合猪肺汤

【配方】百合20克，太子参20克，天冬20克，新鲜猪肺250克。

【制法】用纱布将百合、太子参、天冬包扎，猪肺洗净，与前药袋一起加水750～1000毫升，文火上煎煮，待猪肺熟后，捞出药袋，加少许盐调味。

【服法】吃肺喝汤。每周1次，连服1个月。

【功效】益气润肺。

【适用人群】适用于慢性咽炎气虚胸闷、气短咽干者。

5. 鱼腥草粥

【配方】鱼腥草30～50克，粳米100克，冰糖50克。

【制法】将鱼腥草洗净，用干净纱布包好，加清水200毫升，煎至100毫升左右，去渣后加入粳米，再加清水600毫升，武火煮沸后改用文火熬成稀粥。

【服法】早晚各1次，趁温服用，3~5天为一个疗程。

【功效】清热化痰。

【适用人群】适用于慢性咽炎咳嗽、痰多色黄黏稠者。

6. 鱼腥草猪肺汤

【配方】新鲜猪肺200克、鲜鱼腥草30克、大枣5个，食盐适量。

【制法】先将猪肺用清水反复灌洗干净挤干水后切成小块，再用清水漂洗干净；鲜鱼腥草洗净切段，红枣（去核）洗净，把猪肺、红枣一齐放入锅内，加清水适量，用大火煮沸后打去浮沫，再用小火慢煮1小时，然后下鱼腥草再煮10分钟，加入食盐即可出锅食用。注意鲜鱼腥草下锅后不宜久煮，以免影响药物疗效。

【服法】早晚各1次，趁温服用，3~5天为一个疗程。

【功效】清热化痰。

【适用人群】适用于慢性咽炎咳嗽、痰多色黄难咯者。

7. 瘦肉冬瓜仁汤

【配方】猪瘦肉250克，冬瓜子30克，桔梗10克，生姜3片，甘草3克。

【制法】将猪肉洗净切块，沸水过水；冬瓜子、桔梗、甘草、生姜放入炖盅内，加入温开水盖好，小火隔水炖3小时即可。

【服法】可佐餐食用，每天1～3次，每次150～250毫升。

【功效】清热化痰。

【适用人群】适用于慢性咽炎咳嗽、痰多色黄黏稠者。

8. 川贝杏仁大米茶

【配方】川贝粉3克，杏仁120克，大米30克，白糖30克。

【制法】把杏仁用开水浸泡15分钟，去掉外衣，洗净，切成小粒状，再用冷水浸泡；大米洗净，用冷水浸泡30分钟；然后将川贝粉、杏仁粒和大米搅匀磨烂后，加入清水600毫升，过滤去渣，倒入砂锅中，将砂锅置于火上，加水500毫升，加入白糖，把川贝杏仁大米浆慢慢倒入砂锅中，边煮边搅，直至煮成浓汁，盖上锅盖，熄火焖5分钟即可。

【服法】可随意饮用。

【功效】化痰止咳。

【适用人群】适用于慢性咽炎咳嗽有痰，痰白，胃口不佳者。

9. 虫草猪肺汤

【配方】猪肺250克，冬虫夏草15克，生姜3片，大葱2根，植物油、食盐少许。

【制法】把猪肺冲洗干净，挤去泡沫，切块用沸水过水，与冬虫夏草、生姜和大葱一起放入砂锅中，加入清水适量，大火煮沸后，改为小火炖2小时，加入植物油、食盐即可食用。

【服法】每天1~3次，每次150~250毫升。

【功效】补肺益肾。

【适用人群】适用于慢性咽炎肺肾阴虚有咳嗽，痰不多、腰酸腿软，或有面部潮热，夜间盗汗者。

10. 贝母雪梨炖冰糖汤

【配方】雪梨1个，川贝粉5克，冰糖30克。

【制法】将雪梨挖出内核，放入冰糖及川贝粉，置入碗中隔水蒸20分钟，食梨喝汤。

【服法】每日1~2次。

【功效】化痰润肺。

【适用人群】适用于慢性咽炎阴虚肺燥者，症见干咳痰少，或痰黏难以咳出，咽干，口鼻干燥者。

11. 莲子百合瘦肉粥

【配方】莲子50克，浸泡去芯。百合50克，洗净掰成小片。瘦肉100克，洗净切片，用食用油抓匀腌制15分钟，粳米250克，食盐适量。

【制法】将去芯莲子放入锅中，武火煮沸后转文火，直至莲子煮软，放入瘦肉，加姜片2片，武火煮10分钟，加百合再煮2分钟，加盐调味，即可食用。

【服法】每天1次，每次150～250毫升。

【功效】健脾益气、养阴润肺。

【适用人群】适用于慢性咽炎证属肺脾两虚者，症见咳嗽痰少，口鼻干燥，便溏，或心烦失眠等，秋季滋阴健脾润肺更为适宜。

12. 杏仁粥

【配方】杏仁90克，粳米100克，白糖150克。

【制法】先将杏仁用温水浸泡，去皮尖，捣烂，加水3000毫升，研取汁，粳米洗净，与杏仁汁同入锅内，煮烂，加入白糖搅匀。

【服法】佐餐食用。

【功效】健脾润肺，止咳祛痰。

【适用人群】适用于慢性咽炎证属肺脾两虚者，症见咳嗽痰稀，纳食不香等。

13. 半夏山药粥

【配方】法半夏15克，山药30克，粳米500克。

【制法】半夏加水1000毫升煎汁去渣取汁，加山药、粳米熬粥，加白糖少许和匀食用。

【服法】佐餐食用。每周2～4次。

【功效】健脾润肺，止咳祛痰。

【适用人群】适用于慢性咽炎证属肺脾气虚者，症见咳嗽痰稀，纳食不香，大便稀溏等。

14. 北芪淮山瘦肉汤

【配方】黄芪50克，淮山药30克，瘦肉100克，洗净切片。

【制法】将黄芪、淮山药放入炖锅中，武火煮沸后转文火炖30分钟，加入瘦肉，武火煮沸，再炖30分钟，加入食盐调味，即可食用。

【服法】每周2～4次，每次200～300毫升。

【功效】补益肺脾。

【适用人群】适用于慢性咽炎证属肺脾气虚者，症见咽干咳嗽、气短不耐多言，身体消瘦，大便稀溏，汗多容易感冒者。

15. 西洋参炖鸡汤

【配方】母鸡肉200克，西洋参20克，生姜5片，食盐适量。

【制法】取鸡肉去皮切块，西洋参，生姜，加水800毫升，武火煮沸，文火炖半小时，加入食盐调味，即可食用。

【服法】食肉喝汤。每周2～4次。

【功效】补气养阴。

【适用人群】适用于慢性咽炎证属肺脾气血两虚、气阴不足者，症见面色偏白，精神疲倦，乏力，活动后气促，或气短，咳嗽、痰少，口咽干燥等。

16. 沙参玉竹蒸鸭

【配方】老鸭一只，玉竹50克，北沙参50克，姜、花椒、黄酒、盐适量。

【制法】将老鸭宰杀去毛，去内脏，玉竹及北沙参拣净杂质，洗净备用。将老鸭、玉竹、北沙参同放入煲内，加清水、姜、花椒、黄酒、盐适量，用文火炖2小时即可。

【服法】食肉喝汤。每周1次。

【功效】滋阴清热、利咽润喉、润肠通便。

【适用人群】适用于慢性咽炎证属气阴不足者，

症见面色偏白，精神不足，乏力，咳嗽痰少，口咽干燥，大便干结等。

17. 益寿银耳汤

【配方】干银耳15克，枸杞子15克，龙眼肉15克，冰糖150克。

【制法】银耳用温水泡胀，洗净泥沙，去除黑根，用开水余一下，再用清水浸泡、蒸熟。枸杞子洗净，置小碗内蒸熟，龙眼肉切丁。清水1500毫升置火上烧沸。加入冰糖，溶化后再放入银耳、枸杞子、龙眼肉，煮沸片刻即可。

【服法】每周2～4次。

【功效】补肾强身、养阴润咽。

【适用人群】适用于慢性咽炎证属气阴不足者，症见精神疲倦，乏力气促，咳嗽痰少，咽喉干燥等。

18. 银耳西红柿羹

【配方】银耳50克，西红柿100g，冰糖适量。

【制法】先将银耳用水泡发、洗净，然后放入砂锅中，熬至浓稠、酥软，再将西红柿洗净去皮、籽，切碎捣烂，放入银耳羹中煮开，加冰糖适量调味。

【服法】每周2～4次。

【功效】清热生津。

【适用人群】适用于慢性咽炎证属阴虚火旺慢性咽炎、干咳日久的患者有调理及治疗作用。

19. 雪梨保肺汤

【配方】雪梨2个，玉竹10克，川贝母5克，沙参10克，猪里脊肉50克，食盐少许。

【制法】雪梨去皮及核，切成块，同玉竹、沙参、川贝母、里脊猪肉一起炖汤，待肉烂熟加入盐调味即可。

【服法】每日2次。

【功效】养阴清肺，止咳化痰。

【适用人群】适用于慢性咽炎证属阴虚火旺，干咳痰少，潮热盗汗，口干咽燥。

20. 双参蜜耳饮

【配方】西洋参10克，北沙参15克，银耳10克。

【制法】银耳水发，洗净捞出。将西洋参、北沙参与银耳放入，加水500毫升，武火烧开，文火慢炖，待汤稠时入蜂蜜调匀即可。

【服法】分次服用。

【功效】益气养阴。

【适用人群】适用于慢性咽炎证属气阴不足，

干咳痰少，口干咽燥。

21. 玄参增液饮

【配方】玄参15克，麦冬15克，生地20克，蜂蜜50克。

【制法】先将前三味煎煮取汁，再将蜂蜜与药汁搅匀即可。

【服法】每日2次，代茶饮用。

【功效】养阴利咽，润肠通便。

【适用人群】适用于慢性咽炎证属阴虚不足，干咳痰少，口干咽燥，大便干结等。

22. 甘桔饮

【配方】生甘草60克，桔梗30克。

【制法】将生甘草、桔梗用冷水泡透，加水适量煎煮20分钟，滤出药汁，加水再煎，共煎3次，最后去渣合并煎液，用文火煎煮浓缩至黏稠时，停火，待冷时，拌入白糖把药液吸净，混匀，晒干，压碎放瓶内备用。

【服法】每日3次，每次10克，以沸水冲化，频频饮用。

【功效】清热利咽消肿。

【适用人群】适用于慢性咽炎证属阴虚不足，灼热咽痛，口干咽燥，咳痰量少或痰吐不利。

23. 加味枇杷膏

【配方】枇杷叶60片，大梨2个，大枣200克，莲肉120克，蜂蜜60克。

【制法】先将枇杷叶水煎取液，与梨（去皮心，切碎）、蜜、枣、莲肉同放锅内煮半小时，翻转，大枣去皮，再煮成膏，用瓷罐收好。

【服法】每次一匙，开水冲服，一日2次。

【功效】养阴润肺，健脾益气。

【适用人群】适用于慢性咽炎证属阴虚不足咽痛，干咳，身体羸瘦，四肢酸软，精神倦怠，饮食减少。

24. 三汁饮

【配方】麦门冬10克，生地15克，新鲜藕100克。

【制法】麦门冬、生地、藕一起加水500毫升煮半小时。

【服法】取汁饮服。每周2～4次。

【功效】养阴利咽。

【适用人群】适用于慢性咽炎肺肾阴虚，咽干不适，心烦潮热，手足心热。

25. 白果糖水

【配方】白果30克，冰糖适量。

【制法】白果去壳，煮沸后去皮尖，浸泡8小时，洗净后置入锅中，加入水500毫升，冰糖适量，武火煮沸后再煮20分钟，即可饮用。

【服法】取汁饮服。每周2~4次。

【功效】润肺止咳。

【适用人群】适用于慢性咽炎肺阴不足，咽干咳嗽，咯痰不爽。白果有小毒，注意去皮尖，且不可服用过多，5岁以下儿童不宜食用。

26. 酸梅汤

【配方】乌梅10颗，山楂片40克，陈皮30克、甘草20克，清水2000毫升，冰糖50克。

【制法】首先将乌梅、山楂片、甘草、陈皮、放入碗中，清水浸泡2分钟，洗净沥干备用。向锅中倒入清水，放入上药，大火煮开后，调成中火，煮20分钟，放入冰糖，搅拌均匀后关火，待冷却后，过滤掉药渣，放入冰箱2小时后服用，口感更好。

【服法】取汁饮服。每周2~4次。

【功效】乌梅收敛生津，山楂消食积、散淤血，甘草解毒祛痰，陈皮化痰祛湿，全方具有酸甘化阴，健脾化痰的作用。

【适用人群】适用于慢性咽炎肺阴不足，咽干者，如胃酸过多者不宜。

27．大海银耳羹

【配方】胖大海 5～10 个，银耳 60 克，蜂蜜适量。

【制法】将银耳放凉水中泡 6 小时，放高压锅中，加水 3000 毫升。武火煮至上汽后，转文火煮40 分钟。关掉 10 分钟后打开锅盖，放入胖大海，再加盖煮 5 分钟。待稍冷却后加入适量蜂蜜。

【服法】饮服。每周 2～4 次。

【功效】利咽开音。

【适用人群】适用于慢性咽炎肺阴不足，咽干、咽痛，声音嘶哑，并伴有便秘者。

28．双根大海饮

【配方】胖大海 5 个，板蓝根 15 克，山豆根10 克，甘草 10 克。

【制法】将上药共置保温瓶中，用沸水冲泡，盖焖 20 分钟后即可当茶水饮用。也可加水煎煮后，倒保温瓶中慢慢饮用。

【服法】取汁服用。每周 2～4 次。

【功效】清热利咽。

【适用人群】适用于慢性咽炎急性发作，咽干咽痛，声音嘶哑者。

29. 银翘大海饮

【配方】金银花9克，连翘9克，胖大海4个，冰糖适量。

【制法】先将金银花、连翘放锅中，加水300毫升，煮至200毫升时，加入胖大海。加锅盖焖半小时后，放适量冰糖。

【功效】清热利咽。

【服法】取汁饮服。每日2~4次。

【适用人群】适用于慢性咽炎急性发作，咽喉干燥，肿胀疼痛，声音嘶哑者。

30. 桑菊杏仁茶

【配方】桑叶10克，菊花10克，杏仁10克，冰糖适量。

【制法】将杏仁捣碎后，与桑叶、菊花、冰糖共置保温瓶中，加沸水冲泡，盖焖约15分钟。

【服法】可当茶水饮用，边饮边加开水，每天1剂。

【功效】清肺化痰。

【适用人群】适用于慢性咽炎肺阴不足，痰热蕴结，咽干咽痛，咳嗽痰黄者。

31. 马鞭草绿豆饮

【配方】鲜马鞭草50克，绿豆30克，蜂蜜30克。

【制法】将绿豆洗净沥干，新鲜马鞭草连根洗净，用线扎成2小捆，与绿豆一起放锅内，加水1500毫升，用小火炖1小时，至绿豆酥烂时离火，捞去马鞭草，稍冷却后加入蜂蜜搅化即可饮汤食豆。

【服法】每日1剂，分2次服，连服数日。

【功效】清热利咽。

【适用人群】适用于慢性咽炎肺阴不足，咽干咽痛，咳嗽有痰者，可作为夏季保健饮料。

32. 甜海带

【配方】水发海带50克，白糖20克、醋、香油适量。

【制法】将海带洗净，切丝，放入锅内，加水适量，煮熟捞出，放在小盆内，拌入白糖，少量醋，香油后即可食用。

【服法】可作菜肴佐食。连服数日。

【功效】生津化痰。

【适用人群】夏季可经常服用，适用于慢性咽炎肺阴不足，咽干咽痒，咳嗽不爽者。

33. 绿豆海带汤

【配方】绿豆50克，海带50克，白糖少许。

【制法】将绿豆与海带丝放于锅中，加水煮烂后加入白糖调味。

【服法】每日代茶饮。

【功效】生津化痰。

【适用人群】夏季可经常服用，适用于慢性咽炎肺阴不足，咽干咽痒，咳嗽不爽者。

34. 利咽茶饮

【配方】银花、麦冬、木蝴蝶、胖大海、生甘草各3～5克。

【制法】将上药置于大杯中，开水冲泡频服。

【服法】每日代茶饮。

【功效】养阴利咽，可作保健用。

【适用人群】适用于慢性咽炎肺阴不足，兼有虚火，咽干咽痒，咳嗽不爽者。

35. 清咽饮

【配方】生甘草、沙参、麦冬、桔梗、元参各10克，捣碎混匀。

【制法】将上药置于大杯中，开水冲泡频服。

【服法】每日3次，每次服15克左右，以沸水冲饮。

【功效】养阴利咽，可作保健用。

【适用人群】适用于慢性咽炎肺阴不足，咽干咽痒，咽痛不适者。

（三）导引生津，滋润咽喉

生津润口导引法：《医学心悟·首卷》治阴虚无上妙方曰："华池之水，人身之金液也，敷布五脏，洒陈六腑，然后注之于肾而为精……今立一法，二六时中，常以舌抵上腭，令华池之水，充满于口，乃正体舒气，以意目力送至丹田，口复一口，数十乃止。此所谓以真水补真阴，同气相求必然之理也"。《红炉点雪·却病延年一十六句之术》中曰："平时睡醒时，即起端坐，凝神息虑，舌抵上腭，闭口调息，津液自生，分作三次，以意送下，此水潮之功也。津既咽下，在心化血，在肝明目，在脾养神，在肺助气，在肾生精，自然百骸调畅，诸病不生"。此法可用于防治口舌干燥，养阴益精强身等。其方法是：微张口，以舌抵上腭，或微闭口唇，用舌在上、下牙龈与唇之间做旋转搅动，待舌下津液生满口时，徐徐咽下，可以利咽润燥。

（四）吐纳呼吸，调补肺肾

肺主呼吸，肾主纳气。深呼吸锻炼可提高肺功能，通畅气道。具体做法为：取端坐位或站立位，全身放松。呼吸时手放在脐下小腹（丹田）上，吸气时用鼻吸气，随着吸入气的增多，有意识地缓慢鼓起腹壁，吸入更多的气体，脑里想着要把更多的气深吸入丹田。手会感觉到腹部鼓起，感受到腹部充满气体后，吸气完毕。此时停止吸气动作，腹部放松，再胸部放松，感受到气从腹部到肺到呼吸道到口中排出，此时口呈鱼嘴状鼓起气缓慢呼出，最后稍用力收腹壁使气呼出彻底。彻底呼完气体后停止呼吸动作，开始下一个吸气动作。如此循环呼吸。要深吸、缓呼，用鼻吸气，用嘴呼气，呼气的时间要比吸气的时间长1倍或2倍。每次练习5分钟，逐渐增加到练10～15分钟，每天进行2～3次。腹式呼吸锻炼可增强膈肌运动，增加肺泡通气量，改善肺功能，并达到综合调养身体的效果。

（五）适度药养，提高疗效

慢性咽炎患者平时可根据病情，可以使用一些中成药，养阴利咽如参梅含片、草珊瑚含片、桔红片、甘桔冰梅片、金果饮、玄麦甘桔颗粒等，补肺脾之气的中成药如补中益气丸、玉屏风颗粒等。肺阴不足者可使用百合固金丸，阴虚火旺者可使用六味地黄丸等。

（六）误区

1. 饮食误区

慢性咽炎患者应根据体质以及具体病情选择正确的食养方案。此时适宜进食清淡、易消化，偏清热或燥湿化痰的食品，但很多患者在饮食调养方面陷入了误区，不少患者滥用滋补之品，或过食肥甘厚味、辛辣刺激、煎炸燥热之品，但不知饮食与身体状况不符，反而加重了病情。

根据不同人体质不同，慢性咽炎患者以气虚体质、阴虚体质为多。气虚质的人脾胃虚弱，可适当进食健脾益气的食物，如小米、粳米、小麦、山药、大枣、莲子、蚝肉等。适当吃食用菌类能调节免疫功能，如香菇、蘑菇等，不可使用过于黏腻或难以消化的食物，寒凉的食物亦影响脾胃运化，如西瓜、苦瓜等，不适合于气虚质的患者。采用清蒸煨炖法制作的食物原汁原味，不但营养物质破坏、流失少，而且吃起来爽口清润，不生痰浊，特别适合气虚体质的患者。

素体阴虚体热者应进食滋阴润燥的食物，如银耳、雪梨、冰糖、百合等，切勿进食辛辣或温燥的食物如辣椒、饼干之类，烹调时亦以清炖、清蒸为主，避免油炸、爆炒。

2. 用药误区

不少慢性咽炎患者存在用药误区，主要表现为以下方面：

（1）滥用抗生素：滥用抗生素在病程较长的慢性咽炎病人中非常普遍。许多患者认为：既然是咽"炎"，那就应该消炎，所以每次急性发作，不分有无感染迹象，先自行服用抗生素，甚至频繁更换使用几种抗生素，或几种抗生素联合运用，这样是非常错误的。实际上慢性咽炎并不是细菌感染引起，即使是急性发作，大部分也可能是病毒感染。我们在慢性咽炎患者咽部做细菌培养，发现慢性咽炎病人咽部均无致病菌生长。所以，很多患者反映，使用了多种抗生素，仍然无效。反复使用多种抗生素容易导致菌群失调，使细菌产生耐药性，或诱发条件致病菌感染。建议慢性咽炎患者千万不要滥用抗生素治疗慢性咽炎。

（2）滥用清热解毒药物：有些慢性咽炎患者每次有咽干咽痛症状时，就觉得是上火了，喜欢自行购买清热解毒的药物使用，然而实际上不少慢性咽炎患者体质偏虚寒，过度使用苦寒清热药物会耗伤阳气，损伤脾胃，使体质更加虚弱，容易反复发作，或者寒凉之品遏阻阳气，虽然慢性咽炎急性发作时可以适当短期使用清热解毒药物，咳白痰、口干喜温饮、怕冷、大便稀溏、舌质淡胖的体质偏寒的病人不适合使用清热解毒药物。

（3）滥用镇咳药物：慢性咽炎患者发作时往往有咽痒咳嗽症状，所以很多人在抗感染治疗的同时，常合并应用祛痰、镇咳等药物，以求改善症状。很多慢性咽炎患者表现为干咳而无痰，所以祛痰药用之无效；而对一部分有痰难咯的患者，过早使用镇咳药反而导致痰液不能排出，而使咳嗽缠绵难愈。另外，部分患者喜欢过早使用甜腻的止咳糖浆，反使邪恋于里，延长病情。咳嗽是一种保护性反射，具有促进呼吸道的痰液和异物排出，保持呼吸道清洁与通畅的作用，若非咳嗽症状剧烈，一般不主张使用镇咳药物；另一方面，部分镇咳药物还具有中枢抑制作用，或具有成瘾性。

（4）滥用滋补药物：不少慢性咽炎患者认为使用滋补药物能提高人体抵抗力，殊不知补应有道，不适当地使用滋补药物，反而无益有害，甚至酿生他病。慢性咽炎患者大多以气阴不足，适宜清补而不宜过于温补，而目前市场上广泛流行的滋补药大多是温阳药，如参、茸、鞭、酒等，虽能温阳，但易伤阴，慢性咽炎患者，大多不宜服用。缓解期患者若属于素体阳盛者，滋补之品亦不适合。仅对于缓解期患者气血阴阳亏虚时，方适合使用滋补药物。

特别要提醒的是，很多慢性咽炎误以为药物治疗就是疾病防治的全部，忽视了吸烟、职业性粉尘、化学物质、空气污染等环境因素的影响。实际上，良好的生活方式、避免职业性接触，对慢性咽炎的防治尤为重要。

三、名家防治指导

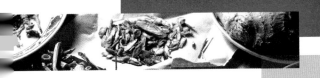

（一）西医治疗

1. 祛除病因

戒除烟酒，积极治疗上呼吸道急慢性炎症。纠正便秘和消化不良，改善工作和生活环境（避免粉尘、有害气体等）。治疗全身性疾病，以增强身体抵抗力甚为重要。

2. 局部治疗

（1）慢性单纯性咽炎常用复方硼砂溶液、呋喃西林溶液、2%硼砂液含漱，以保持口腔、口咽的清洁，或含服碘喉片等。还可用复方碘甘油或10%弱蛋白银溶液涂抹咽部，有收敛及消炎作用。对咽异物感症状较重者，可采用普鲁卡因穴位（廉泉、人迎）封闭，可使症状减轻。一般不应用抗生素治疗。

（2）慢性肥厚性咽炎除可用上述处理外，还需对咽后壁隆起的淋巴滤泡进行治疗。有烧灼、电凝固法、冷冻治疗、微波或射频治疗等。局部紫外线照射及透热疗法，对肥厚性咽炎也有辅助作用。

（3）萎缩性及干燥性咽炎一般处理同慢性单纯性咽炎。可内服少量碘剂（碘化钾0.1～0.2g，每日2~3次，多饮水），可促进分泌增加，改善干燥症状。雾化治疗能减轻干燥症状。服用维生素A、B_2、C、E可促进黏膜上皮生长。因萎缩性咽炎常继发于萎缩性鼻炎，故在治疗萎缩性咽炎的同时，应考虑对萎缩性鼻炎的兼顾治疗。干燥性咽炎患者，考虑行扁桃体摘除时应慎重，以免术后病情加重。

（二）中医治疗

中医将咽炎称之为喉痹，慢性咽炎称为慢喉痹，因其表现以干燥、疼痛、咽痒、异物感等为主，认为是阴虚及阴虚火旺所致，故有也有"虚火喉痹""阴虚喉痹"之称。因患者咽部有淋巴滤泡增生如帘珠突起，又有称"帘珠喉痹"。

1. 常见病因病机

（1）肺肾阴虚：素体肺肾阴虚，或因急性咽炎反复发作，余邪留恋，迁延日久，或因刺激性气体、尘埃等燥热之邪，耗损津液，阴液不足，水不制火，虚火上炎，灼于咽喉，发为慢性咽炎。

（2）脾胃虚弱：饮食不节，思虑过度，劳伤脾胃，或久病伤脾，致脾胃受损，水谷精微生化不足，津不上承，咽喉失养，发为慢性咽炎。

（3）肝肾阴虚：肝肾同源，肝阴与肾阴互相化生，若七情所伤，劳伤精血，使肾阴耗损，阴液不能上承于咽，咽失滋养而为病。

（4）脾肾阳虚：寒凉攻伐太过，或房劳过度，或操劳过甚，或久病误治，以致脾肾阳虚，虚阳浮越，上扰咽喉而为病。

（5）痰瘀互结：饮食不节，损伤脾胃，运化失常，水湿停聚为痰，凝结咽喉；或急喉痹反复发作，余邪滞留，久则气血壅滞而为病。

2. 慢性咽炎的主要特征是咽干、咽痛、异物感与咽黏膜的异常改变。

（1）辨咽干：咽干是慢性咽炎的主要症状，其所以出现皆因脏腑虚损导致。如咽失濡养或虚火灼咽而出现咽干。其辨在于：阴虚见咽干而少饮；阳虚多咽干不欲饮或少饮择温；气虚则咽干而时欲热饮。

（2）辨咽痛、异物感：咽部灼热隐痛，如痰或异物黏着感，常有"吭、喀"清嗓之动作，诸症午后加重，多为阴虚；咽部微干痛，有异物梗阻感或痰黏着感，上午或过累症状重多为气虚；咽部干燥微痛，服凉药后症状重则为阳虚。

（3）辨黏膜色形和淋巴滤泡形状：咽部黏膜暗

红，微肿或肥厚，咽部淋巴滤泡散在性增生，或咽部黏膜干燥、变薄、苍白发亮，多为肺肾阴虚或肝肾阴虚所致；咽部黏膜色淡微肿，咽部淋巴滤泡增生，粒大而扁平色淡，或融合成块，黏膜表面可有黏白分泌物黏着，多为气虚；阳虚则多见咽部黏膜色淡，微肿而润，或显肥厚，或咽部黏膜变薄萎缩、色淡。

3. 内治分型

（1）肺肾阴虚

【主证】咽部微痛，干痒咳嗽，灼热或咽部哽哽不利；咽黏膜微红，干燥或萎缩；或有手足心热，午后颧红，失眠多梦，耳鸣；舌红、苔薄，脉细数。

【证候分析】阴虚少津，虚火上炎，咽部微痛，干痒咳嗽，灼热或咽部哽哽不利；咽喉失养，故见黏膜干燥或萎缩；虚火上炎故见手足心热，午后颧红，失眠多梦，耳鸣；阴虚火旺，故舌红、苔薄，脉细数。

【治法】滋养肺肾，降火利咽。

【方药】百合固金汤加减。

方中百合、生熟地滋养肺肾阴液，麦冬、玄参养肺阴，清肺热，当归、芍药养血和营，贝母、桔梗化痰止咳，甘草调和诸药。若咽后壁淋巴滤泡增生者，可加桔梗、香附、郁金、合欢花等。偏肺阴虚者，可用养阴清肺汤加减。偏肾阴虚者，可用六味地黄丸加减。若咽部干燥灼热较重、大便干结，此为虚火亢盛，宜加强降火之力，可用知柏地黄汤加减。

（2）脾气虚弱

【主证】咽干微痛，咽喉不适，痰黏着感；咽黏膜淡红或微肿、咽后壁淋巴滤泡增生；口干不欲饮或喜热饮，或恶心、呃逆反酸、倦怠乏力，少气懒言，或腹胀，胃纳欠佳，大便不调，舌淡红、边有齿印，舌苔薄白，脉细弱。

【证候分析】脾胃虚弱，运化失职，津液不能上达于咽，咽失濡养，故咽干微痛；脾虚不健，水湿不运，聚而生痰，故咽喉不适，痰黏着感；脾胃失调，胃气上逆，故易恶心、呃逆反酸，倦怠乏力，少气懒言，腹胀、胃纳欠佳，大便不调；脾胃气虚，故口干不欲饮或喜热饮，舌淡红、边有齿印，舌苔薄白，脉细弱。

【治法】益气健脾，升清利咽。

【方药】四君子汤加减。

若咳嗽咯痰，可加桔梗等；若咽部脉络充血，咽黏膜肥厚者，可加丹参、合欢花、郁金等；痰黏者可加香附、枳壳等；易恶心、呃逆者，可加法夏、厚朴、佛手等；若纳差、腹胀便溏、苔腻者，可加砂仁、藿香、茯苓、薏苡仁等。

（3）肝肾阴虚证

【主证】咽干不适，欲饮水而量不多，灼热、隐隐作痛；咽部肌膜充血，呈暗红色，咽底肌膜干燥少津，伴有口干咽燥，腰膝酸软，头目眩晕，健忘耳鸣，五心烦热，舌红少苔，脉细数。

【证候分析】七情郁结，或劳伤精血，使肝肾之阴耗损，阴液不能上承咽喉，故感咽干不适，咽底肌膜干燥少津；肝肾阴虚，虚火上扰咽喉，故咽部灼热，隐隐作痛，咽部肌膜暗红充血；肾阴不足，髓海空虚则腰膝酸软，头目眩晕，健忘耳鸣；肝肾阴虚，虚火内生，故有五心烦热；舌红少苔，脉细数等均为肝肾阴虚之征。

【治法】滋补肝肾，清利咽喉。

【方药】杞菊地黄丸合一贯煎加减。

方中以杞菊地黄汤滋补肝肾之阴；合用一贯煎之当归养肝活血而具有疏通之性；川楝子疏肝利气；沙参、麦冬滋阴利咽。诸药合用共奏滋补肝肾，清利咽喉之效。

（4）脾肾阳虚

【主证】咽部异物感，哽哽不利，痰涎稀白，病程日久，咽黏膜色淡；形寒肢冷，腰膝冷痛，腹胀食少，大便稀薄；舌淡胖、苔白，脉沉细。

【证候分析】脾肾阳虚，阴寒内生，咽失温煦，则咽异物感，哽哽不利，痰涎稀白、咽黏膜色淡；脾阳虚则腹胀食少，大便稀薄；肾阳虚则形寒肢冷、腰膝冷痛，舌淡胖、苔白，脉沉细。

【治法】补脾益肾，温阳利咽。

【方药】附子理中汤加减。

方中人参、白术益气健脾；干姜、附子温补脾肾之阳气；甘草调和诸药。若腰膝酸软冷痛者，可加肉苁蓉、杜仲、牛膝等；若咽部不适、痰涎清稀量多者，可加半夏、白芥子、茯苓等；若腹胀纳呆者，可加砂仁、木香等。

（5）痰瘀互结

【主证】咽部微痛，伴异物梗阻感，痰黏着感，咳痰不爽，咽黏膜暗红或咽后壁淋巴滤泡增生；或见恶心欲吐，胸闷不舒；舌黯红或有瘀斑、瘀点，苔薄白，脉弦滑。

【证候分析】邪毒久滞，血行不畅，郁而化火，炼液成痰，痰瘀互结于咽喉，故有咽微痛，异物感、痰黏着感，咽黏膜暗红或咽后壁淋巴滤泡增生；气机不畅，胃气不降，故恶心欲呕，胸闷不适；痰湿血瘀互结，故舌黯红，或有瘀斑、瘀点，脉弦滑。

【治法】理气化痰，散瘀利咽。

【方药】贝母瓜蒌散合会厌逐瘀汤加减。

贝母瓜蒌散中贝母、瓜蒌清热化痰润肺；橘红理气化痰；桔梗宣利肺气、清利咽喉；茯苓健脾利湿；会厌逐瘀汤中桃仁、红花、当归、赤芍、生地活血祛瘀；配合柴胡、枳壳行气理气；桔梗、甘草、玄参清利咽喉。

4. 其他疗法

（1）含法：可含服铁笛丸等。

（2）烙法：咽后壁淋巴滤泡增生明显者可烙治。

（3）啄治法：咽后壁淋巴滤泡增生明显或咽侧索肥厚者，可用啄治刀在咽后壁淋巴滤泡及咽侧索上啄治。

（4）针刺法：用长毫针在咽部增生淋巴滤泡表面浅刺出血，再用生肌散局部吹敷。

（5）导引（吞金津、玉液法）：每日晨起或夜卧时盘腿静坐，全身放松，排除杂念，双目微闭，舌抵上腭数分钟，然后叩齿36下，搅海（舌在口中搅动）36下，口中即生津液，再鼓腮含漱9次，意想送至脐下丹田。

（三）名医经验

1. 国医大师干祖望治疗慢性咽炎的特色

国医大师干祖望教授在治疗慢性咽炎中注重临床辨证细节，抽丝剥茧，层层深入。如咽痛隐隐而作，午后明显为阴虚，多言后咽痛加剧是气虚；对于那些长期嗜好烟酒辛辣以致咽痛、咽黏膜呈深红色者，认为是脾胃热盛熏蒸咽喉所致诸证；而对一些咽后壁充血、干燥无津且伴舌红少苔的咽痛者，认为是肾阴不足、虚火上炎所致的咽痛。如患者述有咽干时，即追问饮水情况：思饮者为津亏，不思饮者为气虚；饮水喜温者属阳气不足，饮水择凉者内热或阴虚火旺。咽部黏膜充血，多为火热上炎。古人曾有咽喉诸病皆属于火之说。然而火有虚火、实火不同。干老对于一些从事脑力，工作繁忙，而又夜寐不宁的咽痛，咽黏膜充血、毛细血管扩张者，认为是君火独盛。咽部淋巴滤泡散在性增生属阴虚，淋巴滤泡相互融合呈团块样增生则属脾虚痰凝。

除了有咽干、咽痛、灼热、咽痒、咯痰不爽、异物感等症状外，在临床中干老还总结出其他常见的几个症状可以帮助诊断：

★胸闷：病人可以清楚地主诉。在胸前及两

膺，有闷塞感觉，叹息之后可宽畅片刻。干老认为之所以然者，宗气来源于脾，积于胸中，其病当然如此。

★双侧颈部有牵掣感：尤以晨起最为明显，严重者甚至误以为是落枕。干老认为：津血同源，共荣同辱，津枯者血也虚，血虚难以荣经，经（筋）脉失养而致拘急不舒。

★咽部反射感：晨起漱口刷牙，即引起恶心呕吐，检查咽部时，压舌板尚未触及舌体，即可泛恶。干老认为：是脾气一损，则胃气上逆所致。

★偶有耳鸣，听力障碍，也有耳中憋气作闷者。干老则认为这即李东垣所谓：胃（脾之里）气一虚，耳、目、口俱为之病。

中医历来认为肺肾阴虚，虚火上炎为本病的主要病因。因劳伤损气，肺怯金亏，咽喉失于滋养，或肾虚火旺，燥津灼液，无以上濡咽喉所致。干老则认为，脾虚难化精微，津液难以上承咽喉，亦是本病的重要病理之一，这与现代环境变化、精神压力、饮食习惯有很大的关系。甚至认为临床上十有七八者属于脾土虚弱证。他指出：因咽需液养，喉赖津濡，而脾主运化，为精微生化之根本。若脾气虚弱，运化失常，精微生化无源，则无以上承咽喉，咽喉干枯失润则病。所以《素问·阴阳类论》

指出：咽喉干燥，病在土脾。

所以，干老对本病的治疗，亦重在脾土，常用补脾培土生金法。因咽喉属清窍，其位在上，故可参用升麻、葛根、柴胡等升清利咽，但诸药有升压作用，故有高血压者应少用或慎用。咽痒有虚实之分，如咽痒急性发作伴有外感，多为风热所致，治拟清疏，用药如荆芥、薄荷；久病咽痒呛咳，伴有咽干思饮，多为阴虚火旺，虚火上炎，治拟滋阴降火，药如：知母、黄柏；介于两者之间，往往见于风热所致的咽喉病，失之于表，滥用甘甜敛药，致邪不得泄，束困肺经，治疗仍宜清宣。脾虚有脾阳虚与脾阴虚之分：脾阳虚者，见咽痛，咽干，不思饮或喜温饮，痰多而稀，咽后壁不充血，黏膜湿润，淋巴滤泡呈团块样增生；脾阴虚者见咽痛咽干，思冷饮，有烧灼、咽痒及咽部异物感，痰少而稠，咽部充血，黏膜干燥或萎缩，淋巴滤泡呈散在性颗粒状增生，小血管扩张暴露。

干老将慢性咽炎的治疗，分为以下几型：

（1）肺怯金虚：大多见于急性咽炎反复发作，或嗜烟酒、辛辣等刺激性食物者。见咽干微痛，干咳多痰，伴有神疲乏力，劳累尤甚，咽部充血红艳，后壁淋巴滤泡颗粒样增生，咽侧索亦可增生隆起，舌红脉细数，治宜益肺培金。方选百合固金汤，养阴清肺汤。药如生地10克、沙参10克、麦冬10克、桑白皮10克、桔梗6克、甘草3克、天花粉10克等。如咽痛较甚，局部充血明显者，可加银花10克、连翘10克、淡竹叶10克、薄荷6克（后下）；大便干结者，加全瓜蒌15克、当归10克；痰多者，加天竺黄6克、贝母10克；口渴多饮者，加芦根30克。

（2）肾虚火旺：咽喉干燥严重，频频求饮以求缓解，有烧灼及刺痛感，常伴有阵发性咽痒，因痒而致咳，但咳之不清，痰少难咯，大便干结，并伴有眩晕、烦躁，夜寐不佳，咽黏膜晦暗性充血，小血管暴露网布，后壁淋巴滤泡散在性增生，部分黏膜萎缩，呈红白相间，斑斓污红状，舌红少苔，脉细数。治宜潜阳育阴，生津养液。方选知柏八味汤、左归丸及大补阴丸，药如知母10克、黄柏6克、熟地10克、山药10克、茯苓10克、丹皮6克、泽泻6克、桔梗6克、甘草3克。咽干较甚或咽部黏膜萎缩者，常加乌梅10克、玉竹10克、石斛10克、天花粉10克以助生津，黏膜萎缩较甚者加龟板10克、鳖甲10克；大便干结加全瓜蒌15克、柏子仁10克、当归10克；少寐多梦者加酸枣仁10克、柏子仁10克。

（3）脾虚土弱：咽头不舒，干燥而不多饮，病程较长，身疲乏力，纳食不香，大便溏薄或不成形，胸闷不适，咽部黏膜充血不明显，但有肿胀感，后壁淋巴滤泡团块样增生，舌质淡胖而嫩，边有齿痕，舌苔薄腻，脉细弱，治宜补脾培土。方选参苓白术散，药如太子参10克、山药10克、茯苓10克、白术6克、薏苡仁10克、白扁豆10克、陈皮6克、桔梗6克、甘草3克。并可参以升提清气之品，如升麻、柴胡、葛根。如伴有咽干思冷饮，咽部黏膜充血干燥，小血管扩张者，则偏于脾阴不足，治疗除健脾利咽外，还当参以养阴之品，方如益胃汤、增液汤、沙参麦冬汤之类，药如太子参10克、沙参10克、生地10克、麦冬10克、山药10克、白扁豆10克、桔梗6克、甘草3克；或可加石斛、黄精、天花粉、芦根等。如入冬即甚，畏寒肢冷，痰涎清稀，咽黏膜淡红者为脾阳不足，治宜温补脾阳，方选补中益气汤、益气聪明汤，加附子、肉桂等。

2. 国家级名老中医张赞臣治疗慢喉痹（慢性咽炎）的经验

张赞臣老中医认为，喉痹有咽部隐红（或焮红）干燥作痛、痰黏、胸闷、咽喉堵塞感（或梗塞感）、声音嘶哑等五个基本症状，而其中以咽部如有物梗塞及咽喉隐红干燥作痛为主症。这些症状轻重程度不一，故在详细询问病史之后，必须从这几个方面来辨证，考虑治疗法则。

（1）咽红干燥作痛：喉痹患者的咽部常为隐红（即暗红色），新感风热或胃肠积热者，也可见焮红（即鲜红色）而肿。但无论其色质是隐红或焮红，总属于火。不过隐红色属于虚火，焮红色属于实火，不能等同视之。凡咽喉隐红属于阴虚火旺者，治宜益阴清火法，药用元参、麦冬、细生地、白芍、天花粉、石斛之类，若有大便干结者，加用桑椹子、制首乌之品。咽喉焮红往往是喉痹过程中的一个阶段，本着"急则治其标"的原则，可先用挂金灯、山豆根、丹皮、赤芍等药，新感风热者，酌加薄荷、蝉衣、牛蒡子；焮红甚者，用黄芩、知母、川连等苦寒泻热；便秘者加元明粉，与治急性喉症的方法相仿，一待焮红消退，急性症候过去之后，仍用益阴清火之法治疗。

观察咽红的同时，还须注意观察分辨咽喉小血管网布和淋巴滤泡的色泽。一般说来，血管纹粗而色鲜红者，往往虚火与实火相参，纹细而色暗者，属于虚火。淋巴滤泡细小而色红，密布于咽喉者，属虚火上炎；淋巴滤泡较大，如水晶泡状，色透明者，往往挟湿；淋巴滤泡大而肥厚，伴侧索肥厚者，又属痰湿互阻。此外，在喉痹日久之后，往往舌下经脉显露。舌下经脉色淡而粗大和舌下腺体肥厚者，为痰湿重，经脉色紫而暴露者为瘀热。

咽部干燥作痛之症，轻者饮水之后略有减轻，重者即使多饮亦不能改善，每于午后及夜间为甚。此为津液不足之故，多用生津之品。但须结合以上咽部焮红或隐红的情况参用清热、泻火、益阴之品；盖津液之生成，均与脏腑功能有关。津液来自水谷，水谷入胃，化为精微，经脾气之输布，上行于肺而灌溉全身；肾受五脏六腑之精而藏之，以供人体生命活动之需。这样不断贮藏、不断给养，循环往复，以维持脏腑生理功能之正常活动。倘若脾、胃、肺、肾有病或功能失常，即会影响到津液的盈亏。如心肝火旺，亦可消烁津液。因此，治疗喉痹咽喉干燥作痛之症，除用一般的益阴生津药物外，并宜随症加减而治之。如兼见饮食不香，食后脘腹满闷或大便溏泄等脾胃不健的症状时，应参用炒白术、淮山药、太子参、茯苓、神曲、扁豆衣、莲子肉、芡实等，悦脾和胃，使之输化功能恢复正常，津液得以上承，则咽干自除。对阴虚脾胃虚弱的患者，宜用甘寒益阴的药物，不宜用滋腻和苦寒之品，以免碍胃。如语声无力，动辄气喘的肺气不足的患者，可加太子参、百合、玉竹以益其肺气；

如腰背酸楚、遗精、小便余沥不尽，甚则遗尿的肾亏患者，则用制狗脊、山萸肉、益智仁、菟丝子以益肾固本；如头目晕眩，两目红丝缭绕的肝旺患者，则佐以白芍、稆豆衣、白蒺藜、天麻等柔肝益阴；兼有心悸怔忡、自汗、夜寐不宁等心气不足的患者，可配用五味子、浮小麦、北沙参、麦冬等以养心气。总之，治咽干不能单用益阴生津药物，以见症治症为事，必须溯本寻源而治其本，才能使津液的生化输运恢复正常，根本改善咽干症状。

（2）痰黏：咽部有痰是慢性咽炎等常见症状。脾为生痰之源，肺为贮痰之器，故痰多常责之于脾阳不足，脾气失运。张老认为：但在咽喉病中，见痰黏者，当责肺中热郁。同时尚需结合观察咽部色红程度来判断郁热之轻重或属实属虚。咽喉病用化痰药时，温燥药必须慎用。如川贝、象贝、杏仁、地枯萝、海蛤粉、橘白络、黛蛤散等可作为常用之品。如属新感风热，咽部红肿而痰涎多者，则用蝉衣、僵蚕、牛蒡子之类，以祛风清热化痰；若见舌苔黏腻，咽燥痛不甚者，则酌用二陈汤，但鲜半夏偏燥，用量宜少，一般不过6克。

（3）胸闷：根据临床所见，胸闷程度轻重不一。轻者仅感胸闷，呼吸不畅；重者感前胸如压，甚至行走登高之后，胸膺满闷，气逆作喘。在辨证时，如见痰黏咯吐不爽，晨起胸闷较甚，咯出痰涎后稍适者，则属痰热蕴于胸膈之间，须用清热化痰之法，必要时可加广郁金以辛开解郁。如果无痰而声低音哑，咽干痛较甚，早晨胸闷轻，入暮闷甚的患者，则属肺阴亏损、肺气不足，宜用益气、养肺阴的药物。

（4）咽喉堵塞感（或梗塞感）：咽喉阻塞感也是慢性咽炎的常见症状。有的病人为了要排除这一不适感，喉头每每发出"咕咕"或"唔唔"之声。诊察时如有黏痰难咯或痰厚色黑成块的情况，则为痰阻所致，须用化痰之品；若无痰而动则气逆，喉头有吞之不下，吐之不出的感觉者，属于气结，可用芳香轻宣理气之品，如绿萼梅、佛手片、野蔷薇花等。无痰阻或气结，射干是治此症之要药。射干味辛苦，苦能下泄，辛能上散，清火消痰散结之功最显；但用量宜轻，常用量3克。射干苦寒微辛之品，脾胃虚弱者必须慎用。

（5）声音嘶哑：声音嘶哑在慢性咽炎患者中常出现于多言之后，较为多见，多因为咽部阴津不足所致。喉痹日久，声音往往由不扬转为嘶哑。治疗常使用开音药。但在使用开音药时，不可与因外感风寒所致的音哑等同处理，仅用蝉衣、牛蒡子、胖大海之类药物，必须顾及肺热津亏的根本原因，可用凤凰衣、木蝴蝶以平肝清肺化痰，参以沙参、麦冬、天花粉、芦根等益阴生津。如肺气虚者，配以益肺气药；痰浊多者，酌加清热化痰之品。

从以上五个主要症状辨证之后，再结合察舌、切脉。脉象大多属细、弦细、细滑、细涩、细弱等。舌苔多见淡红，有少数病例，可见舌根腻或苔糙。

慢性咽炎是一种慢性病，往往经年累月，时轻时重，容易复发，与全身健康情况、生活、工作和饮食等有关。治疗亦往往不易见效，因此在辨证用药时，首先要从各方面注意观察，抓住病之"本"按证立法，以"益阴"为主要关键。但养阴不可滋腻，清肺慎用苦寒，以免损伤胃气，益气不可升阳，健脾不可温燥，防其气升火亦升，耗伤津液。用药总在甘寒清润、酸甘敛阴、益胃生津、悦脾理气、平补肝肾的范围。除用内服药外，还须配合局部疗法。外用"吹喉药"及"漱口药"这是外治内服相结合的一个必要措施，使疗效得到提高。

3. 国家级名老中医蔡福养治疗慢性咽炎的经验

蔡福养老中医根据咽喉"以通为用""以利为顺"的生理特性，积数十年之心得，创理气法为主治疗慢性咽炎的独特疗法，效果满意。

理气法分为理气解郁、理气散结、理气活血、理气养阴、理气化痰五法。肝郁气滞者治宜理气解郁，舒利咽喉，用柴胡疏肝散、逍遥散之类加减。理气化痰者，每投半夏厚朴汤、二陈汤、苏子降气汤用治。咽喉不舒，如物梗塞，紧张憋闷者，蔡老谓是证乃邪、毒、痰、气胶结而成，故治疗非理气散结而不能除。每用大七气汤、二陈汤合消瘰丸治之。蔡老认为若邪毒久留，气郁气滞，延宕不散，每能遏血成瘀。瘀阻咽喉，则病痹涩。治宜理气活血。蔡老每以会厌逐瘀汤、血府逐瘀汤加减治之。理气与养阴法合用治疗慢性咽炎乃蔡老最常用之法。适用于气郁、气滞兼阴虚的患者。慢性咽炎唯此证最多。治宜理气导滞以利咽，养阴生津以润燥。蔡老每用柴胡疏肝散合养阴清肺汤、一贯煎、沙参麦冬汤加减治之。应用本法时，蔡老强调根据证情偏重不同而权衡用药，以理气而不伤阴，养阴而不碍气为要。

4. 国家级名老中医朱祥成治疗慢性咽炎的经验

朱祥成治疗慢性咽炎以滋养阴液为主，佐以活血化瘀之品。他认为：慢性咽炎多为脏腑虚损之证，虚火上炎，临床上可分为阴虚肺燥、阴虚火旺、肝肾两虚、气滞血瘀、痰浊凝阻、虚阳上越六个类型，六种类型的治疗忌用苦寒攻伐之品，以滋养阴液为主，但在选用滋阴生津之药品时，应仔细辨证，对症施药。根据《内经》"不通则痛"的理论，结合对慢性咽炎中医各型的辨证，在各型中佐入活血化瘀之品，均可收到一定的效果。

（四）国医大师医案选录

1. 国医大师干祖望医案

王某，男，52岁。初诊：1997年5月23日。

附丽于喉壁之痰，难以咯出，咽干不耐多言，咽头异物感非终朝不舒而仅在暮时一作，偶尔有些血迹。肠胃方面，多食之下，出现作胀、泛酸，胸膺痞闷，X光片示稍有心病。

检查：咽后壁污红，小血管扩张，舌薄苔映黄、质嫩，脉细。

案解：坤德失其厚载，心火助桀内燃，治当秉承东垣手法，稍佐清心。

党参10g	白术6g	茯苓10g
山药10g	焦苡仁10g	白扁豆10g
六曲10g	金银花10g	竹叶10g
甘草3g		

7剂煎服。

二诊：1997年5月30日。咽头附丽之痰，总难消失，干燥好些，咽喉残存而咳亦相应偶作，异物感基本已无，唯劳累之后偶有出现。肠胃不适，日趋正常，胸前及周围时有疼痛感。

案解：禀质土怯之体，当然难以一夕而充，故而补土之法总难易辙，心火之旺，日渐式微，继之而来当然燥气重来。本系燥痰为患，此所以诸症悉退而咽附之痰不能改善，方宗原旨，倾向润燥。

党参10g	白术6g	茯苓10g
山药10g	白扁豆10g	天花粉10g
川贝粉3g	天竺黄10g	北沙参10g
黄精10g		

7剂煎服。

咽部干燥，痰黏难咯，为慢性咽炎常见症状之一，多为阴虚津亏所致。本案例患者脾虚为本，多食即腹胀、泛酸，心火内灼，更伤津液，故烁液为痰，黏滞难咯。干老宗李东垣补脾手法为主，用四君健脾补气，山药、焦苡仁、白扁豆、六曲健脾理气，金银花、竹叶清心泻火；二诊时心火之旺，日渐式微，而燥气又重，故在健脾之基础上，侧重润燥，加天花粉、川贝粉、天竺黄、北沙参、黄精等助以润燥化痰。

2. 国医大师方利谦医案

患者，男，37 岁。2003 年 2 月 23 日初诊。

1 年来常口干口苦，鼻干。咳痰量少，色白，纳可，便调，舌质红，苔薄白，脉弦细。

诊断：喉痹，属阴虚火郁，治以养阴清热祛火。

方药：沙参麦门冬汤合银翘散加减。

沙参 10g	麦冬 10g	薄荷 5g（后下）
玉竹 10g	银花 10g	石斛 6g
百合 10g	芦根 12g	豆豉 10g
白薇 15g	丝瓜络 5g	炙甘草 5g

7 剂。日 1 剂，水煎服。

二诊（2003 年 3 月 2 日）：药后咽干、鼻干减轻，痰多色白，舌质红，脉平。治以清散上焦郁火。方药如下：

沙参 12g	麦冬 10g	薄荷 5g（后下）
玉竹 10g	银花 10g	石斛 6g
苦梗 6g	芦根 12g	牛蒡子 6g
桑叶 5g	丝瓜络 5g	生甘草 6g

7 剂。日 1 剂，水煎服。

三诊（2003 年 3 月 9 日）：药后舒畅，咽干、咽痛缓解，痰多色白，二便调。方药如下：

沙参12g	麦冬10g	薄荷5g（后下）
玉竹10g	银花10g	石斛6g
苦梗6g	芦根12g	牛蒡子6g
桑叶5g	丝瓜络5g	生甘草6g
竹茹5g		

12剂。日1剂，水煎服。

方老认为，该患者因火郁上焦，火郁日久伤阴，热郁上焦，热邪伤阴，阴虚津液不能上乘，故口干口苦，鼻干。方用沙参麦门冬汤合银翘散加减疗效显著。薄荷辛凉清解，使上焦火郁之邪得以散发。因病程较长，已经出现阴虚之象，故方老不用黄芩、黄柏、夏枯草等苦寒药，而是用银翘散辛凉清解。正如吴鞠通所言：治上焦如羽，非轻不举。

3. 国医大师颜正华医案

李某某，女，20岁，学生。1998年9月10日初诊。

咽喉肿痛，时发时止二年余，每逢劳累或受凉后复发，近一周咽干咽痛，口干不欲饮，大便偏干，小便少，咽部暗红，舌暗红少苔，脉沉细。每服牛黄解毒片、牛黄上清丸则腹泻，但咽痛不减。西医诊断：慢性咽炎。证属气阴两虚，虚火上炎。治以益气养阴、清热利咽。方药如下：

沙参15g   麦冬12g   玄参15g

桔梗10g   生甘草6g   板蓝根15g

生地黄15g   丹参10g   赤芍药12g

僵蚕12g   太子参15g   玉竹15g

7剂。日1剂，水煎服。

二诊（1998年9月17日）：药后咽痛、咽干减轻，大便正常，舌暗红苔薄微黄，脉沉细。方药如下：

沙参15g   麦冬12g   玄参15g

桔梗10g   生甘草6g   板蓝根15g

生地黄15g   丹参10g   赤芍药12g

僵蚕12g   太子参15g   玉竹15g

青果10g   金银花12g

7剂。日1剂，水煎服。

三诊（1998年10月4日）：药后咽痛消除，参加军训半月，虽劳累受凉咽痛亦见复犯，仍时有咽干，舌微红苔薄白，脉沉无力。方药如下：

沙参12g   麦冬10g   玄参10g

桔梗6g   甘草5g   生地黄12g

丹参12g   太子参12g   玉竹15g

7剂。日1剂，水煎服。

此案咽痛，四诊合参，属阴虚喉痹，乃肺肾阴虚，虚火炎上，其病机为阴液不足不能制火而火热炎上，实非火热有余，故服苦寒泻火剂，虽泻下而咽痛不减。颜正华教授审证求因，治以"壮水之主，以制阳光"之法，予益气养阴，甘寒清热之剂，佐以凉血活血之品。药中病机，取效迅捷，于此可见颜正华教授治病求本之一斑。

4. 国医大师张琪医案

邓某，男，36岁。1994年9月3日初诊。

咽痛数年，声音略嘶哑，咽部红肿，咽干而痛，全身乏力，腰痛，精神萎靡不振，舌淡红，脉细无力。西医检查诊断："慢性咽炎"，经中西药抗炎及清咽解毒药治疗未效。张琪教授辨证为肾阴亏耗，龙火上燔，肺失清肃。治宜滋补肾阴为主，稍佐温阳之品引火归原，辅以清肺之品。方药如下：

熟地黄 30g	山萸 15g	山药 20g
牡丹皮 15g	泽泻 15g	茯苓 15g
麦冬 15g	五味子 15g	玄参 20g
枸杞子 20g	桔梗 15g	甘草 15g
附子 7.5g	肉桂 7.5g	

20剂。日1剂，水煎服。

二诊（9月29日）：服上方20剂，咽痛消失，已无干涩之感，局部红润，腰痛亦减，但自述性交后咽干加重，此酒色耗其真阴之故，嘱节欲以利病除，继用上方不变。

三诊（10月16日）：服前方10剂，咽未痛，但过劳后小有干涩，全身有力，精力充沛，食欲增体重增加，说话发音亦恢复正常。此肾阴已复之兆，继服7剂，以巩固疗效。

此案喉痹属于少阴病。"少阴之脉络于横骨，终于会厌系于舌本"。但少阴之火有虚实之别，此证则属肾阴亏损、虚火上炎所致，因予六味地黄汤壮水为主，然善补阴者必于阳中求阴，故辅以小量肉桂、附子以引火归原，而肺为娇脏，肺气下行而宅于肾，此金水相助之妙，本证则肾中有火，金畏火刑，故除滋肾壮水外，又稍加清肺之品相辅相成以奏效。

5. 国医大师贺普仁医案

杨某，男，40岁。咽喉肿痛3天。2天前因受凉而致咽喉肿痛，发热，头痛，在外院抗炎对症治疗2天，效果欠佳。症见咽喉部疼痛，乏力，纳差，小便黄，大便2日未行。舌质红，苔薄黄。脉浮弦数。查体：体温37.9℃，双侧扁桃体Ⅰ度肿大。辨证：外邪内袭，郁热上扰。

取穴：商阳、合谷、内庭、曲池。刺法：商阳以三棱针放血，余穴用泻法。针刺后约30分钟，咽喉疼痛明显减轻。次日复诊，体温36.9℃，咽痛好转。治疗3次，扁桃体肿大消失，一直未再发热。

按语：咽喉肿痛包括急、慢性扁桃体炎、咽炎、喉炎等，属中医"喉痹""乳蛾"。咽接食管，通于胃喉接气管，通于肺。如外感风热等邪熏灼肺系，或肺、胃二经郁热上壅，而致咽喉肿痛，属实热证。如胃阴亏耗，阴液不能上润咽喉，虚火上炎，亦可致咽喉肿痛，属阴虚证。

临床表现为：

（1）实热证：咽喉赤肿疼痛，吞咽困难，如兼咳嗽、咽干、口渴、便秘，对有寒热头痛者，多为外感风热与肺胃实。

（2）阴虚证：咽喉稍肿，色暗红，疼痛较轻，或吞咽时觉痛楚，微有热象，入夜则见症较重。

治法：宣肺消肿，滋阴利咽。

取穴：①实证：商阳、合谷、内庭、曲池。

②虚证：太溪、照海。刺法：商阳放血，余穴毫针刺法，实证用泻法，虚用补法。

实证为阳明热盛，取手足阳明经穴以清热解毒，活血利咽。商阳为手阳明经之井穴，放血可泻血消肿。虚证为少阴津亏，津不上承，足少阴经"循喉咙，夹舌本"，故取足少阴经穴位以滋阴益肾，引火归原。太溪为足少阴经之原穴，为益阴生津之常用穴位。照海为治疗阴虚咽痛要穴,《拦江赋》言其治疗:"噤口喉风",《玉龙歌》云:"主喉中闭塞"。如扁桃体肿大明显,可直接用三棱针点刺红肿处,强通放血,使恶血尽出,毒热随之而散,取效快捷。

6. 国医大师李辅仁医案:

陈某,男,67岁,干部。1982年6月25日初诊。

慢性咽炎2年,反复不愈,咽喉干痛,夜间口干,自己疑患糖尿病、肿瘤,但多次检查未见异常,舌质红,少津,脉细数,手足心热。证为肾阴不足,虚火上炎,痰湿阻膈。宜以滋阴降火,化痰利咽法治。方药如下:

生地黄20g	麦冬20g	玄参20g
玉蝴蝶5g	凤凰衣5g	牛蒡子10g
川浙贝^各5g	生蛤壳10g	桔梗10g
甘草3g	蝉衣3g	

7剂。日1剂,水煎服。

另:藏青果5g,麦冬5g,胖大海5g,代茶饮之,每日1次,7服。

二诊:服药后,咽干堵大减轻,口干消失,又服14剂。随访半年,病未复发。

本病案证属因阴虚，虚火上炎，痰气郁阻而发病。阴虚故饮水不解渴，以增液汤合凤凰衣、玉蝴蝶、蝉衣、牛蒡子、川浙贝滋阴增液，利咽化痰，配桔梗、甘草为"桔甘汤"，共奏滋阴利咽化痰之功。阴津充足，虚火不亢，咽喉通利，则病可获愈。

（五）康复

1. 饮食调养

根据自己平日身体状况，针对性地选择食品。慢性咽炎患者不仅应注意食品的寒、热、温、凉四性对病情的影响，还应掌握食物的四性。选择食物，安排好食谱，避免误食与身体不适的食物，诱发或加重病情的发生。饮食以优质蛋白、多种维生素及较高比例的碳水化合物饮食。例如：蛋类、糙米、玉米面、荞麦面、水果和

> 提示：慢性咽炎的发生与人们的饮食习惯有很大关系，例如长期食用一些辛辣刺激的食物就有可能会诱发慢性咽炎。所以患上了慢性咽炎后，就一定要注重饮食健康，忌暴饮暴食。如吃饭不能保证时间和质量，可导致胃肠功能紊乱，影

蔬菜等。少吃辛辣、煎炸等刺激性油腻食物，平时要吃得清淡。吃肉以瘦肉为宜，以控制痰湿。辛辣、煎炸等食物，因容易生痰，导致热助邪胜，邪热郁内而不达，久之可酿成疾热上犯于肺，加重病情。

响消化和吸收，造成体质虚弱，加重咽炎。忌饮食过冷、过热及进食过快。饮食物未经细嚼就吞咽，粗糙食团使咽部负担加重，使炎症难以消除。

2. 注意季节气温变化，防护很重要

一年四季气候变化有其规律性，春季多风，夏季炎热，长夏湿热，秋季多燥，冬季寒冷。尤其在季节交替时，寒热变化较大，上呼吸道疾病高发。慢性咽炎好发于冬春和秋冬交替时节，春风与秋燥对慢性咽炎的影响大。所以在春季要注意保暖，防止感冒，俗话说：春捂秋冻。在冬天的时候，因为寒冷，人的毛孔处于闭合的状态，以防止寒邪外侵，从冬到春，气候逐渐变暖，人的毛孔从闭合到开放，以顺应气候的变化。春天气候不稳定，忽冷忽热，变化无常，常常因此而感冒生病，肺主皮毛，肺开窍于鼻，春捂就是要保暖；相反，从秋到冬，从热到寒，少穿一点，有助于皮毛从开放到闭

合过渡，有助于气血的运行。秋季多燥，是一个干燥时令，无论是我们人体自身体内，还是外界天气环境，都还存在"燥"气。加之盛夏过来"余热"未消，稍有不慎就会"燥热"伤身，就会出现咽喉干燥、不适、疼痛、声音嘶哑、不断清理嗓子咽喉、干咳、咽喉有异物感、梗阻感，甚至出现鼻腔干燥、鼻涕夹（带）血、鼻出血、眼睛干涩等等。如果我们这个时候再多食些如瓜子、花生之类坚果和炒货不但会"上火"，而且会在嗑食坚果时造成口水唾液大量丢失，会进一步造成"阴液"亏虚；如果过多进食像辣椒、牛羊肉、狗肉、龙眼、荔枝、橘子、干桂圆等就会造成更加"上火"。所说以秋季宜多吃水果，多饮水，保持咽部滋润。慢性咽炎患者以咽干为主要表现，进一步导致痰液黏稠不易咯出，因此及时补充水分、增加液体摄入量，具有非常重要的意义，要鼓励患者少量、多次饮水以保证咽部湿润。这样有利于稀释痰液、促使黏稠痰液排出，并减轻干燥疼痛的症状。

（六）预防

1. 戒烟

慢性咽炎患者不但要首先戒烟，而且还要避免被动吸烟，因为烟中的化学物质如焦油、尼古丁、氰氢酸等，可作用于自主神经，刺激呼吸道黏膜，从而增加呼吸道阻力，还可损伤咽部黏膜上皮细胞及其纤毛，使咽部分泌物增多，降低咽的吞咽、净化功能，加重慢性咽炎的临床症状。

> 提示：慢性咽炎患者不但要首先戒烟，而且还要避免被动吸烟，因为烟中的化学物质如焦油、尼古丁、氰氢酸等，可作用直接刺激咽部黏膜，损伤咽部黏膜上皮细胞及其纤毛，使黏膜分泌物增多，降低咽的净化功能，致慢性咽炎的发生。

2. 控制职业性或环境污染

避免粉尘、烟雾及有害气体吸入。加强个人卫生，避免各种诱发因素的接触和吸入。

3. 保持良好的饮食习惯

慢性咽炎患者饮食宜清淡，少吃辛辣、煎炸、烟熏、腌腊食品，花生、瓜子、辅料过多的坚果、过多的葱、姜、蒜、辣椒、花椒、胡椒、咖喱、榨菜、芥菜、雪里蕻等，均可刺激咽喉黏膜，加重慢性咽炎。

4. 少讲话

过多讲话会加快咽部津液蒸发，可加重咽部黏膜干燥，使咽部黏膜充血，加重咽干、咽痛及痰阻感和异物感，应避免长时间过多连续讲话，或间隔少量饮水，以滋润咽喉。

5. 注意保暖

在气候变冷的季节，患者要注意保暖，避免受凉，因为寒冷可降低咽部黏膜的防御功能，诱发咽炎。

四、药食宜忌速查

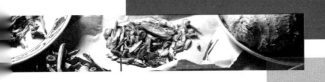

（一）常用中西药物

慢性咽炎是一种病程长、易反复的慢性疾病，疾病严重时可影响日常生活和工作。西医认为此病以局部症状为主，治疗亦强调局部用药，如复方硼砂液、或生理盐水含漱，亦可用碘含片、溶菌酶含片等。中医药治疗该病有悠久的历史和丰富的经验，主要是通过局部治疗和全身辨证治疗相结合。局部治疗以养阴润燥、化痰利咽为主、常用药如西瓜霜含片、草珊瑚含片、金嗓利咽丸、甘桔冰梅片等，可以与西药配合使用；全身辨证治疗则从养肺阴、健脾气、补肾阴、化痰浊等不同角度治疗，许多临床研究报中西医结合在治疗慢性咽炎方面较单纯应用西医药物治疗有明显的优势。但是中西药并用得当，可标本同治，提高患者机体抵抗力，降低疾病的发病率。

（二）药物禁忌

1. 忌滥用抗生素

在临床上我们屡屡见到这类患者的咨询：为什么我用了多种抗生素就是没效果？这是因为慢性咽炎并非是细菌性感染性所导致的疾病，在慢性咽炎患者行咽部拭子培养时也未见致病菌生长。所以治疗慢性咽炎抗生素不合适。但很多患者在得知自己患有慢性咽炎时，总认为"咽炎"是炎症，炎症就应该消炎，理所当然用消炎药，即抗生素。这是一种误区，抗生素的使用应针对相应的细菌感染所导致的炎症，所以慢性咽炎使用抗生素，不但无效果，并且会出现使用抗生素后引起的胃肠反应。

2. 忌滥用激素

有些人喜欢用激素加抗生素雾化治疗慢性咽炎。他们认为肾上腺皮质激素有抗炎作用，能促使炎症及渗出吸收和缓解血管痉挛。这种治疗方法能缓解慢性咽炎的痰多、咽痒、咳嗽等症状。这种方法不可取，这种治疗方法在治疗急性咽炎是有一定疗效，但急性咽炎是以咽部急性红肿疼痛为主要表现的急性炎症，对慢性咽炎不适宜。过多使用激素带来一定的副作用，如上消化道出血、降低免疫功能，反而加重感染。

3. 忌滥苦寒药

临床有许多具有清热解毒，消肿止痛的中成药，如六神丸、牛黄消炎丸、六应丸、清咽滴丸、清热解毒丸等，其作用和抗生素的作用相似。这类药物仍然适用于急性咽炎而不适用于慢性咽炎。并且苦寒伤胃，同样可以引起胃肠反应，所以有许多慢性咽炎患者在长期使用清热解毒药后，不但慢性咽炎症状无缓解，反而引起食欲不佳或大便不调。

（三）饮食宜忌

中医讲究药食同源，许多食材可作为药物，食疗在调养是作用与药疗相似。食疗养生针对慢性咽炎主要是平淡、清轻为主；宜清淡，富含营养且易消化，勿过甜、过腻、过咸，过燥、过刺激。

> 提示：慢性咽炎的患者应多吃富含胶原蛋白和弹性蛋白的食物，如猪蹄、猪皮、蹄筋、鱼类、豆类、海产品等。多摄入富含B族维生素的食物，如动物肝脏、瘦肉、鱼类、新鲜水果、绿色蔬菜、奶类、豆类等，有利于促进咽部黏膜的生长。

1. 平补

即用性质平和的食物进行调补，适用于体质属气血不足的人群，一年四季均可食用。如大多数的谷类、豆类食物，大多数的蔬菜水果、禽蛋肉乳等食物，其具有不寒不热、性质平和、补气益血等作用。还可以搭配使用，如吃蛋白质含量高的精瘦肉、排骨汤，可与萝卜搭配成瘦肉萝卜汤或排骨萝卜汤，因骨头、骨髓、瘦肉蛋白质含量高、营养丰富而不油腻，萝卜具有消积化痰理气的功效，在慢性咽炎多时食用更为相宜。

2. 清补

即用清淡微凉的食物进行调补，适用于体质属偏热或阴虚的人群，宜于夏秋季食用。如小米、萝卜、西瓜、冬瓜、梨、苹果等，性质微凉但具有清热养阴润燥的作用。生梨有清热祛痰润肠的作用，如内热较重，大便干结者生梨可以常吃，但脾胃虚弱，大便溏薄者，则不宜服用。生梨皮具有清肺生津的作用，临床辨证偏于痰热者，可放入中药中一起煎服，以增加药效。苹果营养丰富，最适宜脾胃虚弱、大便溏薄者食用，对大便干结者，则不宜多吃。

3. 温补

即用温热性的食物进行调补，适用于体质属偏寒的阳气不足、畏寒肢冷、神疲乏力、大便稀溏的人群，宜于冬春季食用。如羊肉、甲鱼、虾、大枣等，性质微温具有温补脾肾阳气的作用。

慢性咽炎患者宜少吃膏粱厚味食品，即少吃油腻难消化、辛辣刺激食物，如高脂牛奶、鸡蛋黄、肥肉、公鸡、鹅肉、鸭肉、蛇肉、螺蛳、蟹、虾干、带鱼、黄鱼、鲈鱼、蛤、蛏、海带、紫菜、花生、笋干、咸菜、金针菜、荔枝干、桂圆肉、菠萝、地瓜、番茄、南瓜、土豆、木瓜、花椰菜、韭菜、大蒜、辣椒、胡椒、八角茴香、糖精、色素、麦类、炒黄豆、巧克力、咖啡、雪糕、雪条、冰砖、汽水、可乐、雪碧、各种汽水、烟酒、浓茶等。尽量避免吃刺激性的香料调料品，如辣椒、胡椒、花椒、八角、茴香等。

不宜峻补：目前市场上的补品大多以温燥峻补为主，如人参、鹿茸、鞭等过于燥烈，慢性咽炎如咽干、便结、舌苔腻时都不宜用，否则咽干、痰多更甚，病情反而加重。

爆炒、烙、煎、炸等烹调方法制作的食物，燥热过而难以消化，应尽量采用蒸、煮、烩、烫等烹饪方法。

五、医患互动空间

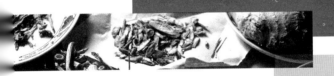

（一）专家答疑

1. 慢性咽炎可治愈吗？

慢性咽炎可以达到临床治愈，即临床症状消失。然而，慢性咽炎是由于吸烟、感染因素、理化因素、过敏因素、气候及气温变化、内在因素等引起的。对于未患有此病的朋友，尽量避免接触上述致病因素，预防感冒，积极地治疗上呼吸道感染，加强营养和身体锻炼，就可以避免慢性咽炎的发生。对于已患有此病的朋友，可以用一些增强机体抗病能力的方法来预防急性发作。包括适当的体育锻炼，注意保暖，预防感染，避免呼吸道刺激因素，养生食疗，根治潜在病灶（如鼻窦炎、扁桃体炎、牙病），掌握好发作期和缓解期的治疗，就可以预防慢性咽炎的反复发作。

2. 慢性咽炎就是梅核气吗？

梅核气是指以咽喉部异物感为主要表现的病症，相当于西医的癔症或咽喉神经官能症，其病因与情绪波动有关。常因生气或郁闷而出现咽喉部如有异物阻塞感，具有症状时轻时重、时有时无、位置不定的特点。注意力集中时症状明显，注意力转移时减轻或消失。咽喉部及食管检查无明显异常，此类病人往往有恐癌心理，总是怀疑自己得了不治之症，可通过心理调节来治疗。

3. 慢性咽炎和慢性扁桃体炎有什么关系？

慢性咽炎和慢性扁桃体炎同属口咽部的慢性疾病。咽部淋巴滤泡、咽侧索和扁桃体组织均为口咽部的淋巴组织，位置相互为邻。其发病原因基本一致，均可出现咽痛咽干、局部淋巴组织增生的表现。因扁桃体为咽部最大的淋巴组织，所以扁桃体炎常常可累及咽部，伴发咽炎。所以临床上凡患有扁桃体炎者，均伴发咽炎，既扁桃体肿大的同时，亦有咽部淋巴滤泡增生。在临床上，如诊断慢性咽炎时，扁桃体不肿大；而扁桃体炎的患者，大多兼有慢性咽炎。

4. 慢性咽炎与慢性喉炎有什么关系？

咽与喉均属呼吸道的一部分，喉位于咽的下方，相互毗邻。咽的主要任务是吞咽，协助呼吸和发音，喉主要的功能是呼吸和发音，会厌调节着两者的不同任务，所以在发音时不能同时吞咽，吃东西时也不可同时讲话。因其相互紧邻，疾病常相互累及。但咽炎的主要症状为咽痛，喉炎的主要表现是声音嘶哑。如果咽病影响及喉，或喉炎上及到咽，则可出现咽与喉同时发生病变，即表现为咽喉炎。

5. 慢性咽炎与鼻后滴漏综合征有什么关系?

所谓鼻后滴漏综合征,包括急性或慢性鼻炎、鼻窦炎、过敏性鼻炎、鼻息肉等疾病,当鼻和鼻窦的炎症分泌物后流至咽喉部或呼吸道,会因刺激而产生异物感、分泌物增多、咳嗽等症状。由于鼻与咽部紧密相连,鼻部疾病对咽部有直接影响。所以,鼻后滴漏综合征会诱发或加重慢性咽炎。在治疗时必须注意,诊治其源头。

6. 胃食管反流病加重慢性咽炎吗?

胃食管反流病可引起长期慢性咽炎已被国内外医学界所重视。据文献资料报道,由于人们饮食习惯的改变,胃食管反流引起慢性咽炎的患者逐年增多。这是由于进入食管的反流物刺激食管及咽部,引起神经反应异常,造成嗳气、反酸、灼热、咽部异物感等症状,且与饱食、卧位、睡眠、饮酒有关,所以应考虑到咽炎可能与消化系统疾病有关。一旦明确诊断,医生就会应使用相应药物,可使咽炎症状明显缓解。

7. 淋巴组织是肿瘤吗?

慢性咽炎分为慢性单纯性咽炎、慢性肥厚性咽炎、干燥性咽炎及萎缩性咽炎。单纯性咽炎咽部淋巴滤泡散在性增生，肥厚性咽炎淋巴滤泡增生明显，或数个淋巴滤泡融合在一起，呈团块状或条束状。咽部的淋巴滤泡增生是诊断慢性咽炎的重要体征，很多患者认为咽部的淋巴滤泡是不好的东西，希望将其消除，其实大可不必。因淋巴滤泡是正常的淋巴组织，具有防御功能，一般情况下不肿大，而在受到刺激的情况下出现肿大，是正常的炎性反应。在局部症状消失或缓解后会相应缩小或消退。淋巴组织不是肿瘤。

8. 激光、微波治疗慢性咽炎有效吗？

很多患者因咽部异物感或淋巴滤泡增生而求助于激光、微波等局部治疗。这些治疗方法对于肥厚性咽炎有一定疗效，在某种意义上也能缓解患者的一部分心理负担。但也有部分患者经治疗后咽干症状反而加重，是什么原因呢？因激光、微波等治疗是对局部组织具有烧灼、凝固，甚至消融等作用，使肥大增生的淋巴组织萎缩变小。但过度的治疗会使咽部黏膜产生许多瘢痕，影响咽部黏膜正常的津液分泌，加重咽部干燥。所以，特别是咽部干燥为主的患者，或慢性干燥性咽炎和萎缩性咽炎的患者，不宜使用这些治疗方法。

（二）名医名院

所在地	医院名称	医院地址	姓名	职称
江苏	江苏省中医院	南京市建邺区汉中路155号	干祖望	国医大师
			陈小宁	主任医师
			严道南	主任医师
			陈国丰	主任医师
			胡　陟	主任医师
			蒋中秋	主任医师
北京	北京中医药大学东方医院	北京市海淀区西苑操场1号	刘大新	主任医师
			王嘉玺	主任医师
	北京同仁医院	北京市东城区东交民巷1号	支　楠	主任医师
	中国中医科学院西苑医院	北京市丰台区芳星园一区6号	刘　静	主任医师
			白　桦	主任医师
天津	天津中医药大学附属医院	天津市南开区鞍山西道314号	谯凤英	主任医师
四川	成都中医药大学附属医院	成都十二桥路39号	田　理	主任医师
			张勤修	主任医师
	泸州医学院附属中医院	四川省泸州市龙马潭区春晖路16号	陈隆晖	主任医师
			陈晓宁	主任医师

续表

所在地	医院名称	医院地址	姓名	职称
河北	河北省中医院	石家庄市中山东路389号	郭树繁	主任医师
上海	上海市中医医院	上海市芷江中路274号	郭　裕	主任医师
			王丽华	副主任医师
	曙光医院	上海市浦东新区张江张衡路528	忻耀杰	主任医师
			刘福官	主任医师
	上海中医药大学附属岳阳中西医结合医院	上海市甘河路110号	李　明	主任医师
云南	云南省中医院	云南省昆明市光华街120号	周家璇	主任医师
浙江	浙江省中医院	杭州市邮电路54号	朱祥成	国家名中医
			丛　品	主任医师
			赵荣祥	主任医师
陕西	陕西中医学院附属医院	陕西省西安市西咸新区世纪大道	张　雄	主任医师
新疆	新疆维吾尔自治区中医医院	乌鲁木齐市黄河路116号	李彦华	主任医师

续表

所在地	医院名称	医院地址	姓名	职称
湖北	湖北省中医院	武汉市武昌区花园山4号	邓可斌	主任医师
山东	威海市中医院	威海市环翠区青岛北路29号	倪志军	主任医师
	山东中医药大学附属医院	济南市文化西路42号	汪　冰	主任医师
			顾　真	主任医师
			王仁忠	主任医师
江西	江西中医学院附属医院	南昌市东湖区八一大道445号	谢　强	主任医师
			陶　波	副主任医师
广州	广州中医药大学第一附属医院	广州市机场路16号	王士贞	国家名中医
			阮　岩	主任医师
	广东省中医院	广州市大德路111号	李云英	主任医师
			廖月红	主任医师
			夏纪严	主任医师
湖南	湖南中医药大学第一附属医院	湖南长沙韶山中路95号	朱镇华	主任医师

续表

所在地	医院名称	医院地址	姓名	职称
海南	海南省中医院	海口市和平北路47号	谭业农	主任医师
辽宁	辽宁中医药大学附属医院	沈阳市皇姑区北陵大街33号	孙海波	主任医师
	辽宁中医药大学附属二院	沈阳市皇姑区黄河北大街60号	郭少武	主任医师
吉林	长春中医药大学附属医院	长春市工农大路1478号	韩　梅	主任医师
黑龙江	黑龙江中医药大学附属一院	哈尔滨市香坊区和平路26号	周　凌	主任医师
广西	广西中医药大学第一附属医院	南宁市东葛路89-9号	张　勉	主任医师
山东	山东中医药大学附属医院	济南市文化西路42号	汪　冰	主任医师
			顾　真	主任医师
			王仁忠	主任医师

续表

所在地	医院名称	医院地址	姓名	职称
重庆	重庆市北碚区中医院	重庆市北碚区碚峡路93号	洪 铭	主任医师
	重庆市永川区中医院	重庆市永川市英井路2号	郭方君	主任医师
河南	河南中医学院第一附属医院	郑州市人民路19号	李 莹	主任医师
			张治成	主治医师
	河南省中医院	郑州市东风路6号	柴 峰	主任医师
福建	福建中医药大学附属人民医院	福州市八一七中路602号	陈国春	主任医师
安徽	安徽省中医院	安徽省合肥市梅山路117号	刘 刚	主任医师
			郑日新	主任医师
贵州	贵州中医学院第二中医院	贵阳市云岩区飞山街32号	张燕平	主任医师
甘肃	甘肃省中医院	兰州市七里河区瓜州路418号	王 辉	主任医师

57检

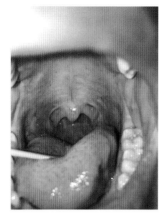

慢性咽炎：侧索肥厚

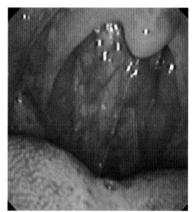

慢性咽炎：淋巴滤泡增生，侧索肥厚

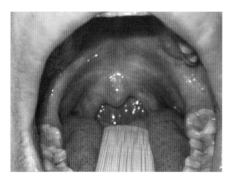

慢性咽炎：淋巴滤泡增生

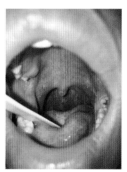

慢性咽炎：黏膜干燥